重症医学科护理工作手册

许华　陈玲　主编

新疆人民卫生出版社

图书在版编目(CIP)数据

重症医学科护理工作手册/许华,陈玲主编.
乌鲁木齐:新疆人民卫生出版社,2024.9.--
ISBN 978-7-5372-7226-1

Ⅰ.R459.7-62
中国国家版本馆CIP数据核字第202483MM86号

◎责任编辑　张　鸥
◎责任校对　贾　燕
◎封面设计　任进红
◎技术编辑　贾　如　阿迪拉·牙森

出版发行	新疆人民卫生出版社	
地　　址	乌鲁木齐市延安路255号	
邮　　编	830049	
电　　话	0991-2500384(营销发行部)　0991-2835907(总编室)	
制　　作	金艺佳排版设计制作中心	
印　　刷	新疆财正嘉印务有限责任公司	
经　　销	新疆新华书店发行有限责任公司	
开　　本	787 mm×1 092 mm　　1/16	
印　　张	10.5	
字　　数	240千字	
版　　次	2024年9月第1版	
印　　次	2025年3月第1次印刷	
定　　价	85.00元	

本书如有印刷问题,请与本社营销发行部联系调换
版权所有,侵权必究

《重症医学科护理工作手册》

编写人员

主　　编　许　华　陈　玲
副 主 编　张云飞　单世君　白　玲　彭泽龙
　　　　　古小梅　马　梅　何志海　彭守华
编写人员　（排名不分先后）
　　　　　杨　玲　常晓媛　陈学琴　赵　蓓　刘　燕
　　　　　田　戈　王泳梅　单存才

前　言

专科护理在疾病的预防、诊治和康复过程中发挥着不可替代的作用。随着医学、护理学理论与研究的飞速发展，各专科护理领域不断涌现出新观点、新技术、新方法，有力地推动了临床护理服务能力和服务质量的提升。

新疆医科大学附属肿瘤医院重症医学科历经18年的发展，随着医院管理体制的不断改进、医疗技术的快速发展、高新诊疗仪器与设备的不断更新、护理管理日益精细化，在满足危重症患者对于高质量的护理业务水平需求的同时，危重症护理理念不断更新、护理水平不断提高。为进一步推进重症医学科护理工作建设规范化、标准化，持续提高重症医学科的护理工作质量，特编写《重症医学科护理工作手册》。

编者是从事肿瘤专科护理工作多年的临床护理骨干，具有丰富的临床经验，通过查阅大量的参考文献，最终完成《重症医学科护理工作手册》的编写工作。希望本书的出版能为我区重症专业护理人员提供指导，对提高新疆重症专科的护理水平及实践技能起到一定的促进作用。

在本书编写过程中，编者得到了全科护理人员的帮助和鼎力支持，但因学识有限，难免有所疏漏和不足，恳请护理同仁不吝赐教，惠予指正。

编　者

2024年4月

目 录

第一章　专科护理工作制度 ···001
第一节　重症医学科专科护理质量安全保障制度 ······················001
一、落实护理核心制度规定 ···001
二、患者身份识别制度 ···001
三、患者腕带管理制度 ···001
四、关于"查对制度、身份识别、腕带查对制度"的管理办法 ···········002
五、口头医嘱执行制度 ···002
六、护理病例讨论制度 ···002
七、业务查房制度 ···002
八、电子监护记录单书写要求 ··003
九、患者管理制度 ···004
十、危重患者安全护理制度 ···005
十一、患者留置管路安全管理制度 ·····································005
十二、标本采集核对制度 ··006
十三、患者安全转运制度 ··006
十四、患者在病室内执行特殊检查制度 ································006
十五、保护性医疗及患者隐私制度 ·····································007
十六、护理不良事件上报制度 ··008
十七、皮肤压疮登记报告制度 ··008
十八、护理管理制度 ··008
十九、护理质量与安全管理制度 ·······································010
二十、护理质量持续改进制度 ··011
二十一、护理工作中重点环节防范制度 ·······························011
二十二、护理目标管理责任制度 ·······································012
二十三、护理评估制度 ···014
二十四、护理诊疗告知制度 ···016
二十五、护理投诉管理制度 ···017

二十六、医护沟通制度 …………………………………………………… 017
二十七、重症专科护士技术和资格准入管理制度 ………………………… 018
二十八、新入职护士规范化培训临床实践科室带教师资管理制度 ……… 018
二十九、新试用护士试岗制度 …………………………………………… 019
三十、新入职护士规范化培训临床实践科室规培学员管理制度 ………… 020
三十一、新入职护士规范化培训出科考核制度 …………………………… 020
三十二、护理培训制度 …………………………………………………… 021
三十三、护士提问制度 …………………………………………………… 022
三十四、护理奖惩制度 …………………………………………………… 022
三十五、护理会议制度 …………………………………………………… 023
三十六、护理休假、排班、评优制度 …………………………………… 024
三十七、护理新业务、新技术准入制度 ………………………………… 025
三十八、高风险技术操作授权制度 ……………………………………… 025
三十九、治疗室管理制度 ………………………………………………… 025
四十、感染管理制度 ……………………………………………………… 026
四十一、消毒隔离制度 …………………………………………………… 026
四十二、多重耐药菌感染控制护理制度 ………………………………… 027
四十三、探视管理制度 …………………………………………………… 028
四十四、观察、了解、处置患者用药与治疗反应制度 ………………… 029
四十五、储备基数药品管理制度 ………………………………………… 030
四十六、相似药品管理制度 ……………………………………………… 031
四十七、静脉用药调配使用制度 ………………………………………… 032
四十八、高危制剂(化学品)及物品管理制度 …………………………… 033
四十九、约束带使用制度 ………………………………………………… 033
五十、床位预约制度 ……………………………………………………… 034
五十一、接收"危急值"报告管理制度 …………………………………… 034
五十二、物品管理制度 …………………………………………………… 035
五十三、一次性医用耗材管理制度 ……………………………………… 035
五十四、仪器、设备管理制度 …………………………………………… 036
五十五、信息安全管理制度 ……………………………………………… 039
五十六、医务人员工作服清洗管理规定 ………………………………… 040
五十七、医疗垃圾专用袋管理规定 ……………………………………… 040
五十八、ICU门禁管理制度 ……………………………………………… 041
五十九、急救绿色通道管理制度 ………………………………………… 041

六十、医院停车牌管理规定 ……………………………………………………… 042
第二节　重症医学科患者护理十大安全目标落实制度 ……………………………………… 042
　　一、预防中心静脉导管引发的导管相关性血流感染化 ……………………………… 042
　　二、提高患者管道安全性 ……………………………………………………………… 042
　　三、提高危重症患者院内转运的安全性 ……………………………………………… 043
　　四、提高重症医学科护士执行患者床头抬高角度≥30°的依从性 ………………… 043
　　五、提高危重患者约束安全性 ………………………………………………………… 043
　　六、提高人工气道患者吸痰的安全性 ………………………………………………… 043
　　七、严格执行手卫生制度 ……………………………………………………………… 044
　　八、防范与减少危重症患者压疮发生 ………………………………………………… 044
　　九、提高血管活性药使用的安全性 …………………………………………………… 044
　　十、执行危重症监护单的使用 ………………………………………………………… 044

第二章　重症医学科专科护理常规 ………………………………………………………………… 045
　第一节　重症医学科基础护理常规 …………………………………………………………… 045
　第二节　呼吸系统重症护理常规 ……………………………………………………………… 046
　　一、急性呼吸衰竭与急性呼吸窘迫综合征护理常规 ………………………………… 046
　　二、急性肺水肿护理常规 ……………………………………………………………… 048
　　三、支气管哮喘护理常规 ……………………………………………………………… 048
　　四、慢性阻塞性肺疾病急性加重期护理常规 ………………………………………… 049
　　五、预防呼吸机相关性肺炎护理常规 ………………………………………………… 051
　　六、俯卧位通气护理常规 ……………………………………………………………… 052
　　七、气道湿化护理常规 ………………………………………………………………… 053
　　八、有创机械通气护理常规 …………………………………………………………… 053
　　九、气管插管护理常规 ………………………………………………………………… 054
　　十、气管切开护理常规 ………………………………………………………………… 055
　　十一、人工鼻护理常规 ………………………………………………………………… 056
　　十二、人工气道护理常规 ……………………………………………………………… 057
　　十三、气胸护理常规 …………………………………………………………………… 059
　　十四、支气管肺癌术后护理常规 ……………………………………………………… 059
　　十五、胸膜外全肺切除术后护理常规 ………………………………………………… 062
　第三节　循环系统重症护理常规 ……………………………………………………………… 063
　　一、休克护理常规 ……………………………………………………………………… 063
　　二、急性心肌梗死护理常规 …………………………………………………………… 064
　　三、高血压危象护理常规 ……………………………………………………………… 066

四、心律失常护理常规 ………………………………………………………… 067
　　　五、心力衰竭护理常规 ………………………………………………………… 067
　第四节　消化系统重症护理常规 …………………………………………………… 068
　　　一、急性上消化道出血护理常规 ……………………………………………… 068
　　　二、重症急性胰腺炎护理常规 ………………………………………………… 072
　　　三、肠内营养护理常规 ………………………………………………………… 074
　　　四、肝癌术后护理常规 ………………………………………………………… 075
　　　五、结直肠癌术后护理常规 …………………………………………………… 077
　　　六、食管癌术后护理常规 ……………………………………………………… 078
　　　七、胃癌术后护理常规 ………………………………………………………… 079
　第五节　肾脏疾病重症护理常规 …………………………………………………… 081
　　　一、肾衰竭护理常规 …………………………………………………………… 081
　　　二、慢性肾功能不全护理常规 ………………………………………………… 082
　　　三、肾肿瘤术后护理常规 ……………………………………………………… 084
　　　四、血液滤过护理常规 ………………………………………………………… 085
　第六节　出、凝血障碍护理常规 …………………………………………………… 087
　　　一、弥散性血管内凝血护理常规 ……………………………………………… 087
　　　二、肺栓塞护理常规 …………………………………………………………… 089
　第七节　中枢神经系统重症护理常规 ……………………………………………… 089
　　　一、脑卒中护理常规 …………………………………………………………… 089
　　　二、癫痫持续状态护理常规 …………………………………………………… 092
　　　三、意识障碍护理常规 ………………………………………………………… 094
　　　四、颅内肿瘤术后护理常规 …………………………………………………… 095
　　　五、垂体腺瘤术后护理常规 …………………………………………………… 096
　第八节　多器官功能障碍综合征护理常规 ………………………………………… 097
　　　一、护理评估 …………………………………………………………………… 097
　　　二、护理问题 …………………………………………………………………… 098
　　　三、护理措施 …………………………………………………………………… 098
　　　四、健康指导 …………………………………………………………………… 099
　　　五、护理评价 …………………………………………………………………… 099
　第九节　老年重症护理常规 ………………………………………………………… 099
第三章　重症医学科专科应急预案及流程 …………………………………………… 100
　　　一、ICU综合征的应急预案及流程 …………………………………………… 100
　　　二、昏迷的应急预案及流程 …………………………………………………… 101

三、心搏骤停的应急预案及流程 …………………………………………… 101

四、急性消化道大出血的应急预案及流程 ………………………………… 102

五、大咯血患者抢救护理的应急预案及流程 ……………………………… 103

六、高热危象的应急预案及流程 …………………………………………… 104

七、患者发生输血反应时的应急预案及流程 ……………………………… 105

八、患者发生输液反应时的应急预案及流程 ……………………………… 106

九、化疗药物引起过敏性休克的应急预案及流程 ………………………… 106

十、高渗、高浓度、缩血管药物外渗的应急预案及流程 ………………… 107

十一、保护性隔离实施流程 ………………………………………………… 108

十二、患者跌倒(坠床)时的应急预案及流程 …………………………… 108

十三、预防患者发生压疮的风险预案及应急流程 ………………………… 109

十四、患者突发病情变化的应急预案及流程 ……………………………… 110

十五、谵妄患者意外的防护预案及流程 …………………………………… 111

十六、患者气管插管/气管切开套管意外脱管时的应急预案及流程 …… 111

十七、患者小肠营养管脱出时的应急预案与流程 ………………………… 113

十八、患者静脉输入药物意外脱管时的应急预案及流程 ………………… 113

十九、患者腹腔引流管脱落时的应急预案及流程 ………………………… 114

二十、患者引流管脱出时的风险预案及应急流程 ………………………… 114

二十一、血性引流液量突然增加的应急预案及流程 ……………………… 115

二十二、患者质量安全的目标及预案 ……………………………………… 116

二十三、危重患者质量关键过程的应急预案及流程 ……………………… 117

二十四、输血质量控制流程 ………………………………………………… 118

二十五、深静脉置管堵塞的应急预案及流程 ……………………………… 121

二十六、深静脉置管脱出的应急预案及流程 ……………………………… 122

二十七、医院感染暴发流行的应急预案及流程 …………………………… 123

二十八、转入患者流程 ……………………………………………………… 123

二十九、送患者外出检查的流程及标准 …………………………………… 124

三十、患者外出检查期间突发紧急状况时抢救的应急预案及流程 ……… 125

三十一、转科过程中不可预测事件的应急预案及流程 …………………… 126

三十二、转出患者流程及标准 ……………………………………………… 127

三十三、患者转运途中发生跌倒(坠床)的应急预案及流程 …………… 128

三十四、患者转运途中发生猝死时的应急预案及流程 …………………… 128

三十五、观察、了解、处置患者用药与治疗反应的应急预案及流程 …… 129

三十六、深静脉导管感染的预防及诊断流程 ……………………………… 130

三十七、医院内肺炎/呼吸机相关性肺炎的诊治规范 …… 132
三十八、泌尿系统感染的预防及诊治流程 …… 133
三十九、俯卧位机械通气流程 …… 134
四十、吸氧过程中中心吸氧装置出现故障时的应急预案及流程 …… 135
四十一、吸痰过程中中心吸引装置出现故障时的应急预案及流程 …… 135
四十二、防范意外伤害事件的措施与处置突发事件的应急预案及流程 …… 135
四十三、突发意外事件的应急预案及流程 …… 138
四十四、大型突发事件的应急预案及流程 …… 138
四十五、停电和突然停电时的应急预案及流程 …… 139
四十六、呼吸机断电的应急预案及流程 …… 139
四十七、血滤机断电的应急预案及流程 …… 140
四十八、在使用监护仪过程中突遇断电的应急预案及流程 …… 141
四十九、冰毯机突然断电的应急预案及流程 …… 142
五十、氧气桶应用的应急预案及流程 …… 142
五十一、医嘱核对与处理流程 …… 143
五十二、丙泊酚注射液的使用流程 …… 144
五十三、一次性医用耗材的使用流程 …… 144
五十四、护理纠纷的应急预案及流程 …… 145
五十五、工作人员职业暴露的应急预案及流程 …… 146
五十六、医务人员发生锐器伤时的应急预案及流程 …… 146
五十七、人力资源调配的应急预案 …… 147
五十八、紧急封存患者病历时的应急预案及流程 …… 147
五十九、医疗器械不良事件上报流程 …… 148

参 考 文 献 …… 149
附录　重症医学科建设与管理指南 …… 150

第一章　专科护理工作制度

第一节　重症医学科专科护理质量安全保障制度

一、落实护理核心制度规定

(1)为使护理各项工作制度化,预防不良事件发生,必须严格落实护理核心制度。

(2)加强护理规章制度的培训,培训人为护师及以上职称人员,进行分层培训。

(3)制订培训计划,并以提问、笔试等方式进行护理规章制度的考核,考核成绩与奖惩挂钩(详见重症医学科护士提问制度)。

(4)定期对考核成绩进行总结、分析原因,以达到持续改进的目的。

(5)对于护理部新修订的公共护理制度,严格按照通知—培训—考核—总结的程序执行。

二、患者身份识别制度

(1)新入科患者须佩戴身份识别腕带,损坏或遗失需通知原科室进行补戴,确保腕带完好。

(2)在为患者进行各种操作、治疗、护理、检查,以及转运前,必须认真核对患者身份,应至少同时使用姓名、性别、年龄等三种患者身份识别方法对患者进行身份识别,并使用手持ED500移动终端(PDA)扫码确认,禁止仅以床号作为识别的依据。

(3)在核对患者姓名时,请患者自己说出姓名;手术后麻醉未苏醒的患者应与麻醉科医护人员共同核对患者腕带及病历信息;对儿童、昏迷、镇静、语言障碍等无法沟通的患者,与原科室医师/护士双人仔细核对患者腕带及病历信息,确保患者信息核对无误。

(4)在各关键流程中,均有对患者身份识别的具体措施并进行记录。

(5)新入、出院的患者均应严格执行身份识别制度。

(6)患者转入时及时录入人脸识别系统,并将身份证原件暂存于科室内,由监护组长统一管理;患者转出或死亡后,再次录入人脸识别系统,将身份证原件及时归还患者或家属。

三、患者腕带管理制度

(1)患者在重症医学科期间须佩戴腕带,保证腕带的完好,作为身份识别的标志。

(2)身份识别腕带信息包括患者的住院号、姓名、性别、年龄及入院日期。

(3)患者收住重症医学科时,必须经两人使用手持EDA50移动终端扫码,核对腕带信息与患者本人身份是否相符。

(4)若遇到患者身份识别腕带丢失或严重损坏等情况,应立即更换。

(5)患者转出科时,确保腕带的完好及腕带信息的完整。

四、关于"查对制度、身份识别、腕带查对制度"的管理办法

(1)严格执行护理部制订的各项查对制度。

(2)新入院患者由主班护士与责任护士共同核对信息无误后,双人为患者佩戴腕带,并告知相关注意事项。

(3)主班护士及时打印执行单,做到主班护士、责任护士与治疗责任护士核对双签字,核对完毕在医嘱单结尾处用铅笔打钩。

(4)执行查对制度时,需双人查对的项目有血型鉴定全项、交叉配血单、输血、化学治疗(简称化疗)药品、皮试等,这些项目要严格进行双人查对并及时记录、签字。

(5)出院时由主班护士与责任护士确认无误后剪断腕带,按医用垃圾处理。

五、口头医嘱执行制度

(1)在非抢救情况下,护士一律不执行口头医嘱及电话通知的医嘱。

(2)抢救过程中,医师可下达口头医嘱,护士执行前需重述,得到医师确认后方可执行,下达口头医嘱的医师必须是患者的主管医师或现场急救中职称最高、年资最长的医师。

(3)在执行口头医嘱给药时,对医师下达的口头临时医嘱,经两人核对,准确无误后再执行,并保留空安瓿,以确保用药安全。

(4)抢救结束后,应督促医师及时开具下达的口头用药医嘱。

六、护理病例讨论制度

(1)护理病例讨论是对科室疑难、死亡、危重、新开展手术等有临床护理意义、教学意义的病例进行的临床病例讨论,采用科内或院内会诊讨论形式,总结经验,提高护理业人员务水平。

(2)每次病例讨论应选典型病例,由护士长主持,必要时请科护士长、相关科室护士长和护理骨干参加。科室准备好病例资料,提出讨论议题,规范讨论模式,以多媒体汇报形式进行。

(3)病例讨论时,应做好记录,记录内容真实、客观、有护理指导意义。

七、业务查房制度

(1)护士长负责组织安排重症医学科的护理查房、教学查房。

(2)护士长每月组织1次护理查房,检查护理质量,研究、解决护理疑难问题并将查房内容记录在业务查房记录本上。

(3)护士长、监护组长对所查患者进行检查、评估,指导责任护士实施护理计划,并根据

患者情况修改护理计划。

(4)护士长每周参加科主任查房2次以上,了解专科治疗进展及对护理工作的要求。监护组长及责任护士每天参加医师查房,掌握患者的病情动态及治疗方案。

八、电子监护记录单书写要求

(1)患者转入、转床时,责任护士正确设置各参数,保证计算机及时、准确采集监护信息。

(2)医师开取医嘱后,护士及时"同步医嘱",再"提取医嘱",保证医嘱及时、准确、无误地执行。

(3)密切观察患者病情变化,患者病情变化、生命体征、医嘱执行、护理措施、护理效果均应记录,记录时间应具体到分钟。

(4)规范使用医学术语进行客观描述,中英文不混写,不用英文简写。

(5)护士发现患者病情出现异常情况时,告知医师后必须有记录。

(6)病情变化后,执行医嘱要写明原因,客观记录用药后的效果。

(7)各班次交接时,监护记录单书写内容必须与重症医学科标准化医护沟通模式交接流程单相符。

(8)不在监护记录单上重复描述任何内容。

(9)对于观察到的护理问题要有相应的护理措施,调整呼吸机参数需写明原因。

(10)责任护士仔细检查当班监护记录单内容,监护记录单由夜班组长审核。

附:危重患者护理记录单书写规范

危重患者护理记录单是指重症医学科护士根据医嘱和病情,对危重患者在重症医学科住院观察、治疗期间护理工作全过程的客观的动态记录。

危重患者护理记录单的书写原则:应该根据相应专科的护理特点进行书写,记录时间应该具体到分钟,如果因为抢救没能及时记录,必须在6小时内据实补记,不可编造。

1. 危重患者护理记录单书写内容

(1)眉栏内容:姓名、性别、年龄、住院号、床号、诊断。

(2)项目内容(正面):生命体征、中心静脉压(central venous pressure,CVP)、卧位、吸痰/痰液性状、神志、瞳孔(左/右)、呼吸机条件[呼吸机模式、潮气量(mL)、给氧浓度(%)、频率(次/分)、呼气末正压(cmH_2O)]、摄入量(mL)、排出量(mL)、注射用药、24小时总结。

(3)项目内容(背面):入住重症监护病房(intensive care unit,ICU)日期/天数、留置尿管日期/天数、留置胃管日期/天数、机械通气日期/天数、气管切开日期/天数、中心静脉置管日期/天数、静脉通道类型/位置、口腔护理、会阴冲洗、膀胱冲洗、擦浴、中心静脉置管换药物、物理降温、雾化吸入、拍背、鼻饲注食、回抽胃液、气囊压力测定、气囊上分泌物冲洗、约束、24小时病情总结(体温、心率、呼吸、血压、血氧饱和度)、日期、时间、病情记录、签名、审核人。

2. 危重患者护理记录单书写要求

(1)眉栏填写:各项目同步电子病历内容,不得有空项、漏项。如遇患者转科、转床时,在病情记录中描述。

(2)时间记录:为"×年×月×日",具体到分钟。

(3)生命体征记录:根据医嘱要求准确填写,体温单位为"℃",脉搏单位为"次/分",呼吸单位为"次/分",血压单位为"mmHg"。

(4)翻身记录:R=右侧卧位,L=左侧卧位,S=仰卧位,P=俯卧位,0=禁翻身,1=平卧位,2=半卧位。

(5)痰液性状记录:S=少量,M=中量,L=大量,T1=稀薄,T2=黏稠,W=白,C=绿,B=血性,Y=黄。

(6)瞳孔观察记录:包括瞳孔大小和对光反射,大小用数字记录,单位为"mm";对光反应用相应的字母记录(N=正常,S=迟钝,F=固定)。

(7)呼吸系统记录:主要观察内容为血氧饱和度和呼吸机支持的具体参数。

①血氧饱和度:计量单位为"%"。

②呼吸支持:模式(辅助-控制通气、同步间歇指令通气、自主呼吸、持续气道正压通气、双水平气道正压通气、间歇正压通气、容积支持通气)、每分通气量单位为"L"、平台压单位为"cmH_2O"、潮气量单位为"mL"、给氧浓度单位为"%"、呼气末正压单位为"cmH_2O"。

(8)循环系统:主要观察内容为心律、CVP。心律记录为当时所观察到心电图的节律,CVP记录具体测得的数据,单位为"cmH_2O",心律及CVP均由中央监测系统直接调取后台动态采集数值。

(9)入量记录:包括输液、输血、鼻饲、口服饮食含水量及饮水量等,如为输液应注明液体加入药物后的总量。

(10)出量记录:包括大便、小便、呕吐量、出血量、各种引流液量、痰量等,同时应观察其颜色及性状并记录于病情记录栏内。

(11)病情记录:重点记录患者病情的客观动态变化、护理措施及实施效果,如主诉、生命体征变化、各管路通畅情况、皮肤、饮食、排泄、用药反应等。该栏内的所有记录,必须真实、详尽,每4小时总结1次病情,所有书写内容需签护士全名,少数民族护士签名必须有完整父姓。

(12)患者接受特殊检查、治疗、用药,应有相应内容记录。

(13)记录应体现专科护理特点,如外科手术患者的麻醉方式、手术名称、术中简况、返回病室时间、术后病情、伤口情况、引流情况等,或内科呼吸衰竭、心力衰竭患者入重症医学科的原因。

(14)患者病情、生命体征、出入液量、用药情况、治疗效果,以及病情变化与护理措施、护理评价,记录应完整、及时、准确。

(15)液体出入总量:动态记录出入量,工作繁忙时至少每小时填写1次出入量。

(16)因故停止输液或更换液体时,护士应在记录入量栏内注明丢弃量,如:-100 mL,并在病情观察栏内说明原因。

(17)危重患者的抢救记录应与医师的相关记录一致,记录及时、准确、客观、真实。

(18)危重患者护理记录单的记录原则是观察到什么记什么、做什么记什么,动态反映病情观察、护理措施和结果。

(19)危重患者转入时,应简述转入原因、原科室、病情情况、经过的处置及效果。

(20)危重患者转出时,记录清楚转出时间、转往科室、神志、皮肤及各管路通畅情况。

九、患者管理制度

(1)患者转入时,护士要及时对患者进行全面评估,了解患者病情及生命体征,查看患者神志、皮肤、黏膜、各引流管及输液情况,保持静脉通畅,认真核查腕带信息、病历等情况,详细、准确填写患者评估单,转送护士签字确认。

(2)留取患者家属联系方式,并做好家属的宣教。对于躁动的患者,应给予保护性约束,注意约束带的松紧度,同时告知家属使用约束带的目的并签字,取得家属的理解及配合。

(3)密切监测患者病情变化,及时、准确书写监护记录,如有异常及时通知医师给予处理。抢救时,护士配合医师积极抢救,应沉着冷静,做到忙而不乱,按岗位、职责,遵照疾病的抢救程序,迅速、敏捷地进行工作。抢救结束后,应按规定做好抢救记录。

(4)监护班护士根据患者病情制订护理计划,并做好危重患者的基础护理,严防各种并发症,对有意识的患者执行任何操作前,均应告知患者。

(5)接到患者转出信息后,监护班护士整理患者生活用物,固定转运床后,安全、平稳地转运患者,注意患者保暖;监护室护士与转入科护士交接,在转出评估单上双方签字确认,如有特殊药物(贵重药物、家属自带药)及特殊治疗要与原科护士签字确认。

(6)如患者病重死亡,准确记录死亡时间,并告知患者家属,及时做好死亡患者的尸体料理,同时对家属做好心理指导。

(7)转出及死亡患者的床单位及各种用物进行终末消毒处理,特殊感染患者按监护室消毒隔离制度进行处理。

(8)做好危重患者的心理护理及健康宣教。

十、危重患者安全护理制度

(1)护理工作要责任到人,及时、准确做好患者的护理记录,并有责任护士签名。

(2)危重、躁动患者使用床挡防护,必要时使用约束带,避免坠床、外伤、烫伤等情况发生,发现病情变化,及时通知医师并给予相应处理。

(3)严格执行查对制度和抢救工作制度,防止差错事故的发生。

(4)掌握患者病情和治疗护理方案,包括患者的姓名、年龄、诊断、手术时间、手术名称、治疗用药、药物过敏史、饮食、护理要点、重要的化验值、心理状况等。

(5)保证各种管道畅通并妥善固定,严格执行患者不良事件上报制度。

(6)熟练掌握急救仪器的使用,并了解其使用目的及报警的排除方法,定期检查维护。

(7)患者发生紧急情况时,护士应沉着、熟练地应用紧急状况下的应急预案。

十一、患者留置管路安全管理制度

(1)向清醒患者讲明各导管的必要性和重要性,取得患者的配合,必要时使用肢体约束带;对意识不清、躁动不安的患者,及时报告医师,合理使用镇静剂。

(2)检查气管插管的位置、外露长度、导管型号、气囊压力、是否给予双固定;移动患者时,注意保护管路,避免造成插管移位或脱出,并做好交接班记录。

(3)责任护士确认各管路固定通畅,测量引流管的外露长度,评估引流液颜色、量、性质。

(4)保证动、静脉留置导管通畅,每班检查回血情况,移动患者时应小心以防管路脱出。

十二、标本采集核对制度

(1)护士应掌握各种标本的正确留取方法。

(2)采集标本严格遵医嘱执行。

(3)标本采集前认真执行查对制度,医嘱和检验条码逐项核对无误后方可执行。

(4)标本采集时要携带检验条码再次核对、确认患者。

(5)抽取血型鉴定/交叉配血标本时,必须两人核对后方可抽取,注明抽血时间并双人签名。

十三、患者安全转运制度

(1)转运前,医师应充分评估患者病情,向家属交代病情及转运过程中可能发生的意外,征得患者和家属的理解、同意后签字。

(2)转运前,医护人员应根据患者病情,提前通知接收部门准备各种抢救仪器和药物,整理患者资料,核对并携带患者药物和物品,一切就绪后方可转出,以免耽误病情。

(3)转运前,护士协助医师稳定患者病情,妥善固定动、静脉留置针和各种导管,药物标记明显,上好护栏和输液架,清空各引流瓶及袋,确保患者各项指征能在一定时间内维持平稳方可转运。

(4)离开病区前,医护人员应再次评估患者的意识、瞳孔、体温、脉搏、呼吸、血压、血氧饱和度等指标,详细记录神志、生命体征,以各引流管的名称、位置、刻度、气道情况等。通知电梯等候,确保患者在最短时间内转运。

(5)根据病情需要,选择合适的转运方式,并携带监护仪、简易呼吸器、微量泵等急救器械,以及药品和物品。

(6)转运途中至少需要2名医护人员陪同,要求主管医师同往。负责转运的医护人员应具有执业资格并具备一定的临床经验。转运途中(或检查时),医护人员应严密观察患者的生命体征和病情变化,保持各种管道通畅,关注各种仪器运行是否良好。

(7)转运中,患者一旦出现意外情况,医护人员应利用随身携带的仪器、物品和药品进行就地抢救,同时呼叫附近医务人员协助,并在抢救后及时补记病情变化和抢救过程。

(8)转运后应向接诊人员详细交接患者病情、病历资料、药品及用物。

十四、患者在病室内执行特殊检查制度

避免患者在病室内执行床边特殊检查(如B超定位穿刺引流、放射拍片等)时发生不可预计的护理安全隐患,应及早做好护理安全防范措施。

(1)危重患者执行床边特殊检查之前,准确执行患者身份核查,向清醒患者讲解检查注意事项,严密评估患者病情,发现病情变化,及时通知医师并给予相应处理,确保患者安全、病情平稳,必要时可暂缓执行特殊检查。

(2)危重、躁动患者在特殊检查过程中,可使用床挡防护,必要时用约束带,避免坠床、导管滑脱、外伤等情况发生。

(3)危重、躁动患者进行放射性特殊检查之前,责任护士全面评估患者,确保患者无护理安全隐患;监护班组长负责评估病区环境,病区环境无安全隐患,才可进行放射性特殊检查。如需护士协助完成放射性特殊检查,应穿防护衣(铅衣)协助。

(4)危重、躁动患者在执行特殊检查过程中发生紧急意外情况时,护士应沉着、熟练地应用紧急状况下的各项应急预案。

(5)危重患者执行床边特殊检查完毕后,评估患者是否存在安全隐患,及早排查处理;做好危重患者安全管理,如有问题,及时上报护士长。

十五、保护性医疗及患者隐私制度

患者具有隐私权,隐私权必须得到保护。保护患者隐私是临床伦理学尊重原则、有利原则、不伤害原则的体现和要求。医护人员在疾病诊疗活动中所处的地位特殊,会主动或被动地了解患者的病史、症状、体征,以及个人的习惯、嗜好等隐私。因此,医护人员在执业活动中,有尊重患者的义务和保护患者隐私的义务。需做到以下几点。

(1)医护人员在实施诊疗过程中凡是涉及患者的言语,可能对患者造成伤害,必须执行保护性医疗制度,避免在患者和无关人员面前提及、谈论,对患者造成不必要的伤害。未经患者本人或家属同意,不得私自向他人公开患者个人资料、病史、病程及诊疗过程资料。

(2)医护人员在查房时,可能对患者造成伤害的病情分析必须在病室外进行。工作人员要注意言谈中不得擅自议论患者及家属的隐私。对特殊疾病的患者,医护人员床旁交接时,不应交接医疗诊断,应为患者保守医密。

(3)患者的隐私在诊疗过程中仅向医务人员公开,是不愿让他人知道的个人私有领域,医护人员有义务为患者保守秘密,维护患者的利益,严格执行保护性医疗制度,不得以任何方式泄露患者隐私。

(4)对于可造成患者精神伤害的疾病、生理上的缺陷、有损个人名誉的疾病等,要履行告知义务。在不违背保护性医疗制度的前提下,要注意尊重患者,不得歧视患者,在向患者和家属告知病情时,使用规范语言,特别要讲究语言艺术和效果。

(5)医务人员应当做到了解患者的民族、信仰、风俗、习惯、忌语,在不违反医疗、护理规定的原则下让患者得到尊重,取得有效沟通,使患者有效配合完成诊疗护理工作。

(6)危重症患者在更换被服、衣物、翻身时,应尽量减少暴露。男、女患者床之间应安装拉帘区分隔开。医护人员进行暴露性治疗、护理、处置等操作时,应有其他医护人员在场协助,并应加以隔帘遮挡。

(7)对于院内或科内安排的涉及患者隐私的参观、学习活动,应征得患者本人同意,并告知学习内容。除实施医疗活动外,不得擅自查阅患者的病历,如因科研、教学需要查阅病历的，需经医务科同意，查阅后应立即归还，不得泄露患者隐私。

十六、护理不良事件上报制度

（1）发生护理缺陷或事故后，当事人应立即报告值班医师、护士长及科主任。

（2）护理不良事件发生后注意保护患者，密切观察患者病情，积极采取补救措施，将不良后果降至最低；当护理不良事件造成不良影响时，当事人及科室应做好相关善后工作。

（3）及时将与此次护理不良事件有关的物品、药品及器械等妥善保管或封存，在法规规定的时间内完善各种记录，不得擅自涂改、销毁，以备鉴定。必要时与患者或家属共同封存，填好准确日期、时间及双方有效的签名。

（4）护士长根据护理不良事件的严重性，立即或在24小时内上报科护士长，科护士长上报护理部，必要时上报主管院领导，并填写护理不良事件上报登记表。

（5）护士长须及时进行调查并核实，根据护理不良事件性质，紧急或定期召集科室相关护理人员进行讨论，分析原因，及时制订整改措施并抓落实，做好详细登记，不得瞒报或不报，一经查实，将对护士长进行严肃处理。

十七、皮肤压疮登记报告制度

（1）所有转入患者应按要求填写压疮危险因素评估表，根据评估结果制订防范措施。

（2）发现患者皮肤压疮，无论是院内发生还是院外带来，科室均应填写压疮上报表并在24小时内向伤口、造口管理组及科护士长上报。

（3）密切观察患者皮肤变化，积极采取护理措施，促进压疮恢复，并准确填写压疮观察记录单。

（4）患者转科时，告知转入科室已填写危险因素评分表及压疮监控表，做到床旁交接患者皮肤压疮情况。

（5）出现疑难高危压疮病例，可向伤口、造口管理组申请全院会诊，压疮组成员及科护士长到现场进行会诊，并做好会诊记录。会诊单由管理组备案。

（6）患者出院时将电子危险因素评分表、压疮监控表上交伤口、造口管理组，科室只做登记。

（7）有压疮治疗与护理规范实施措施，定期开展压疮发生率、患病率调查。

（8）定期组织护理人员进行压疮防范知识培训，提高预防水平，强化上报意识。

十八、护理管理制度

（一）总则

（1）由护士长进行管理，病区当班组长给予协助。

（2）护理人员严格遵守各项规章制度并执行各项医疗护理操作常规。

（3）护士对患者施行24小时连续动态监测并详细记录生命体征及病情变化，护理措施准确、及时。

(4)各种护理文件书写规范,记录完整、整洁。

(5)危重症患者护理措施到位,杜绝差错隐患,确保患者安全。

(6)做好病房的消毒隔离及清洁卫生工作,防止院内交叉感染。

(7)各种仪器、设备应指定专人负责管理、定期保养,使之处于完好备用状态。

(8)物品定位、定量、定人保管,定期维护,未经护士长允许不得外借。

(9)遵守医院感染管理要求,护理人员衣着统一规范,严格控制非本科室人员的出入。

(10)给予患者家属心理支持和安慰,合理安排探视,使其充分享受亲情。

(二)责任组长管理办法

(1)重症医学科护理工作施行成组包干整体护理,设护理组长若干名。

(2)任职资格:N2及以上级别护士,临床护理业务能力较为扎实,基础和专科护理技术熟练,能解决本专科常见的护理问题,有一定的管理能力。

(3)任职方式:在自愿报名的基础上,全科护士采取无记名投票,竞聘产生组长,每3~6个月选举1次。

(4)工作要求:严格执行各项护理工作程序,落实护理核心制度,定期召开小组会议,总结前一时期的护理工作,指出存在问题,制订整改措施。

(5)工作职责:见重症医学科责任组长工作职责。

(三)护士管理规定

(1)护理人员必须严格遵守医院的各项规章制度及操作规程,认真履行各班、各能级岗位责任制;服从护士长排班,遵守工作时间,不得私自换班、替班。

(2)保持病房整洁、安静,床位和物品摆放规范。

(3)医务人员着装整洁,不得在病房内大声喧哗及吃东西,除工作需要外,不得在病区内使用手机,不得离开患者。

(4)严格探视制度,值班护士负责病室环境及探视人员管理,保持环境整洁。

(5)严格落实洗手制度,遇有特殊感染、传染、免疫功能低下等患者应单间隔离、专人护理,避免交叉感染。

(6)严密观察患者病情,对重症医学科的患者进行24小时连续监护,认真填写监护记录,按时完成各项监护治疗工作,保证护理安全,随时做好危重患者的抢救准备工作,操作时应严格执行查对制度,避免发生差错事故。

(7)切实做好病室消毒隔离及清洁卫生工作,患者转出或死亡后,床单位应进行终末消毒处理。

(8)听班人员应与病区保持有效联系,服从护士长和监护组长工作调配。

(9)遇到自然灾害、传染病流行、突发重大伤亡事故及其他威胁人群生命健康的紧急情况,护士必须服从卫生行政部门调遣,参加医疗救护和预防保健工作。

(四)护工管理规定

(1)严格遵守医院的各项规章制度及操作规程,认真履行岗位职责;服从护士长及各级护士的安排,遵守工作时间,不得迟到、早退。

(2)保持病房整洁、安静,物品摆放规范。

(3)着装整洁,不得在病区内大声喧哗及吃东西,除工作需要外,不得在病区内使用手机,不得离岗、串岗。

(4)严格管理门关,有序安排探视人员进入病区,保持环境整洁、安静。

(5)严格落实洗手制度,并监督来访人员穿脱隔离衣及洗手,避免交叉感染。

(6)协助护士做好病室的消毒隔离及清洁卫生工作,患者转出或死亡后,协助责任护士做好床单位的终末消毒处理。

十九、护理质量与安全管理制度

(1)在医院质量与安全管理委员会和相关职能部门的指导下,全面负责本科室的护理质量和安全管理工作,对本科室护理质量进行实时监控。

(2)根据医院质量与安全管理要求,结合本科室的质量管理特点,每月至少组织1次科室质量与安全管理小组活动会议,全面排查和梳理科室质量与安全隐患,查找质量与安全质量漏洞、薄弱环节;检查本科室诊疗常规、操作规范、规章制度、各级人员岗位职责的落实情况,对存在的问题提出整改意见,根据检查情况确定科室工作人员的奖惩,实现科室质量的持续改进;制订并完善科室护理质量与安全管理相关制度,并督促落实。

(3)定期制订、修改、补充护理质量检查标准、护理制度及护理操作流程。

(4)认真贯彻落实医院有关质量与安全的相关要求,严格执行各项护理制度,提高护理质量,保障护理安全。

(5)贯彻落实国家法律法规及医院的各项护理质量管理规章制度,对科室护理人员进行护理质量与安全教育,提高护理人员的护理风险、安全责任意识,以及质量管理理论和实际操作能力。

(6)每月由质量与安全管理小组组长主持召开科室质量与安全管理活动反馈会,分析、探讨科室医疗质量状况、存在问题和改进措施,并做好会议记录。

(7)科室成立护理质量管理小组,其任务是定期抽查科室各项专业技术及质量工作落实情况,做好护理质量控制和考核工作。

(8)针对医院感染管理,定期组织全员培训,提高医务人员医院感染突发事件应急处理能力,落实手卫生与自身防护的执行情况,检查一次性无菌物品是否按规范使用。

(9)重点加强医院感染预防与控制的各项工作。

(10)针对护理不良事件管理,加强学习,提高认识,自觉认真履行岗位职责,经常性地进行质量管理教育,增强全员质量管理意识。对发生的护理不良事件及时上报,分析原因,及时整改。

(11)护理质量管理程序如下:

①自查:质控小组每月按全院质量考核标准逐条自查自评;强调实事求是的作风,要求将自查的原始资料记录留底备查。

②抽查:护理质量各项考核小组定期抽查科室各项医疗工作的质量落实情况,抽查中发现的问题及时反馈、整改。

二十、护理质量持续改进制度

(1)根据医院的总体规划,结合科室的特点及工作重点,制订年度工作计划、季度工作计划、月工作计划及周工作计划。

(2)根据工作计划,制订具体考核办法。

(3)根据工作计划及考核办法检查、指导临床护理工作,重点检查实施及落实情况。

(4)由护理部、科护士长及护士长共同完成科室护理三级质量检查。

(5)将检查结果及时汇总、反馈给相关科室及人员。

(6)针对检查发现的问题,及时制订整改措施,并将此措施告知全体护理人员。

(7)将护理质量检查结果作为科室进一步护理质量改进的参考,并作为护士长管理考核重点。

(8)护士长对临床开展的新技术、新业务、新项目做好相关人员培训并记录,制订相应护理常规,报护理部审批、备案。

二十一、护理工作中重点环节防范制度

针对防范ICU护理工作中重点环节,如同一时间内进行多个患者转出、入科交接时,护理人员在午间及晚间替换休息吃饭、人员不足时,危重患者抢救跨区域帮忙环节时,应弹性、合理完成责任落实制。

(1)责任制护士密切观察患者病情变化,全面评估患者监测护理重点,及时排查患者安全隐患,及早做好有效防范措施。

(2)在接到多个患者转出、入科信息时,监护班组长合理分配床单元责任制,并做好人员分工,工作配合有序;如工作有难度,及时与护士长沟通协调。

(3)护理工作人员执行12小时制班次,在午间及晚间替换休息吃饭、人员不足的薄弱环节时,监护组长应全面评估监护病区安全风险,施行合理弹性制排班,保证1名护士负责2~4名患者。

(4)责任制护士应正确实施治疗、用药及护理措施,如护理工作中有疑问,经核查确认无误后方可执行,不可私自处理。

(5)危重患者病情不稳定时,监护班组长合理安排责任制护士,人员不足时,及时向护士长汇报,进行调配,保证护理质量,避免发生护理安全隐患。

(6)监护班组长协助护士长管理好病区环境,发现病区护理安全隐患时,及时上报护士长。

二十二、护理目标管理责任制度

为了通过有效的目标管理机制,考核、评估、指导与跟进科室及各级护理人员落实工作计划和履行岗位职责情况,持续提高护理质量,有效达到护理管理目标,特制订此制度。

目标任务与指标要求:病区各项护理工作在遵从医院总体发展思路及护理部要求的前提下,严格执行三级医院相关标准要求,并完成下述管理目标。

(一)临床护理质量管理目标

(1)护理质量施行三级质量管理,职责明确,护士长每周组织全科护理质量检查,并做好记录、进行原因分析、制定整改措施及检查整改效果。

(2)定期修订护理常规,护士熟练掌握本科室疾病护理常规。

(3)护士掌握护理工作制度,并能很好落实相关护理工作制度及操作规程。有对分级护理制度等核心制度及护理常规、操作规程进行督导检查的相关记录。

(4)落实护理查房、护理会诊、护理疑难病例讨论制度,责任护士按照护理程序对所管患者实施整体护理。

(5)病房管理符合规范要求。

(6)电子护理文件书写符合规范要求。

(7)质量指标:

①基础护理落实率100%,合格率≥90%。

②危重症护理合格率≥90%。

③电子护理文件书写合格率≥90%。

④护理人员月理论考核合格分数≥80分。

⑤每周质控检查合格率≥90%。

(二)护理安全管理目标

(1)认真落实护理不良事件上报制度,报告率100%,并对护理不良事件按要求进行讨论,制订并落实整改措施。

(2)严格执行查对制度,准确识别患者身份。

(3)正确执行医嘱,严格执行在抢救等特殊情况下与医师之间的有效沟通。

(4)工作中严格执行手卫生制度,掌握并执行"七步"洗手法,手卫生依从率100%,落实医院感染控制的基本要求,掌握医院感染相关知识。

(5)严格执行药品管理制度,遵守口服药、注射用药、静脉用药的用药原则及给药流程,保证患者用药安全。

(6)认真执行危急值报告制度。

(7)做好住院患者跌倒、坠床、压疮、管路滑脱等高危因素的评估,评估率100%,并做好相应的防范及护理措施。

（8）诊疗活动中，主动做好护理告知，邀请患者及家属参与查对、身份识别等活动，保证患者安全。

（9）病区无护理安全隐患，仪器、设备随时处于功能状态，抢救物品完好率100%。

（10）非难免压疮年发生次数为0。

（11）严重护理不良事件发生次数≤0.5次，护理投诉为0，年护理事故发生0。

（12）护理人员能熟练使用本科室仪器、设备。

（13）熟练掌握紧急状态时护理应急预案，有应急预案演练记录。

（三）护理服务目标

（1）按照优质护理服务评价细则开展优质护理服务工作，将落实责任制整体护理的服务模式列为重点工作，倡导人性化服务，加强护患沟通，提高患者满意度，保障护理安全，建立和谐的医患关系。

（2）优质护理服务具体目标：

①确定优质护理服务实施方案、目标和内涵，护理人员知晓率100%。

②患者知晓自己的责任护士，了解治疗、用药、检查、饮食、康复等注意事项，掌握疾病相关健康教育知识。

③责任护士熟知分管患者"十知道"；患者对护士的服务态度、服务及时性、服务质量满意，对病区环境、设施、管理满意，对护士的技术水平满意。

④提高患者满意度，患者对护理工作满意率≥95%。

⑤医师满意，医师对护士工作配合满意。

⑥责任护士严格落实床旁护理，床旁完成所管患者评估、文件书写、病情观察、心理护理、健康教育、康复指导，及时发现所管患者病情变化，及时报告主管医师。

⑦改善护理服务质量，护士主动关心患者，提供全方位、规范化、无缝隙的优质护理服务。

⑧护士行为规范，病房环境温馨，设施人性化（床单位整洁，晨晚间护理到位）；根据患者病情及需求，协助做好口腔护理、洗脸、刮胡须、梳头、洗头、擦身、洗脚、会阴护理、修剪指/趾甲、排尿、排便、更换衣裤等。

（四）培训学习目标

（1）每月进行护理工作制度及应急预案培训或者演练，护理人员对工作制度及应急预案知晓率100%。

（2）每月进行1次护理业务查房，护士能熟练运用护理程序对患者实施护理。

（3）每月组织基础护理技术操作和专科护理技术操作培训与考核。

（4）护理人员积极参与院科两级培训，护士长每月组织护理人员"三基"知识考试，合格分数≥85分，护理技术操作考核合格分数≥85分。

(5)N0~N4护士按科室培训计划完成培训任务,按科教科标准完成年度继续教育课程。

(6)完成新护士岗前培训,新护士上岗合格率100%。

(五)教学与科研

(1)选拔护师以上职称、本科以上学历护理人员承担护理教学工作。

(2)严格按教学大纲完成实习生及规培护士的带教工作。

(3)成立科研小组,全面负责科室的科研管理工作。

二十三、护理评估制度

(一)康复护理评估制度

(1)负责患者的生活护理、心理护理、康复活动等各项活动。

(2)熟悉、了解康复患者的思想健康情况,实施护理工作计划,提供周到细致的优质护理服务。

(3)自觉严格遵守护理流程和护理技术操作规程。按照分级护理内容或个案护理内容,规范护理服务。

(4)观察患者病情,发现异常及时报告、及时处理,杜绝差错事故的发生。

(5)协助医师查房,主动报告患者病情,做好治疗护理等医疗常规工作。组织患者开展各项康复活动。

(6)对患者及家属进行康复卫生知识宣教。

(7)保持病区整洁、安静、有秩序,保证患者有良好的生理、心理康复环境。

(8)负责患者的思想稳定管理等工作,解决患者日常生活中的困难。

(二)营养评估制度

(1)为提高医疗服务质量,规范临床营养管理,有针对性地做好患者个性化的营养治疗,医务人员必须对住院患者进行营养评估。

(2)新入院患者首先由临床科室医师或经过临床营养专业培训的护士进行营养风险筛查。

(3)临床医师对筛选结果进行初步分析,对存在营养风险且符合营养治疗适应证的患者,由主管医师开具营养会诊单传送营养科,营养科主治以上医师或有会诊资质的高年资的营养师对患者进行营养评估,并填写营养记录。

(4)营养评估时,主治医师及责任护士应在场评估并介绍患者病情及饮食进食情况,提供患者实验室检查结果。

(5)对长期住院患者应定期进行营养评估,有条件的医院应对患者进行营养治疗效果评估。

(三)心理评估制度

心理评估需要通过观察、晤谈、调查、量表测查,甚至采用实验室检查等方法,对患者进行综合的信息收集工作,即评估。

1. 评估问题行为

评估个体存在哪些主要临床症状和体征,以及这些状况和体征出现的时间、持续时间、出现频率、伴随症状和体征等临床表现。

2. 评估整体功能状况

(1)躯体功能:评估个体的生命体征,水、电解质平衡,睡眠、排泄、进食等躯体健康水平,因为各种心理状况会对机体的生理功能产生不同程度的影响。

(2)心理功能:在有良好的护患关系的基础上,通过临床的观察、晤谈,结合相关的心理测验,以及采用相应的心理生理方法对个体的认知功能、情绪状态、意志和行为表现等方面的心理状态进行评估。

(3)社会功能:评估个体的社会功能是否存在缺陷及其严重程度,社会功能缺陷是否与心理状态或生理功能有关。社会功能体现个体的社会适应状态,主要包括个体的生活自理能力、角色功能、人际交往能力、现实检验能力等方面。

3. 评估相关因素

收集相关资料,在护理心理学有关理论指导下,对问题行为、影响因素及其可能的机制进行分析,从而对问题性质作出综合评估。

(1)生理因素。

(2)心理社会因素。

(四)疼痛评估制度

1. 执行者

患者的疼痛评估由分管该患者的护士进行。

2. 疼痛患者评估流程

(1)正确筛查疼痛患者:所有患者入科后,都要认真仔细地进行疼痛筛查,对存在疼痛的患者需要重点关注,对于不具有自我报告能力的患者更要重视。

(2)采用适合患者情况的评估工具(行为疼痛量表评分)。

(3)疼痛评估的内容:疼痛强度、时间、频率变化、部位、性质、伴随症状,治疗效果(加重或缓解患者情绪反应),疼痛对患者睡眠、功能活动的影响。

3. 疼痛评估的频率及书写

(1)入科患者首次评估记录在护理监护单上,患者未入睡时,每4小时评估1次,无论采用哪种评估工具,均在流程单上填写相应的疼痛分值;当患者正常入睡时,不需要进行疼痛评估,在护理流程单上记录"入睡"。

(2)疼痛评分≥4分,报告医师处理,并根据不同处理方法,在规定时间内评估镇痛,效果并记录在护理流程单上。

(3)镇痛治疗方案更改后,非消化道途径给予镇痛药后30分钟,口服途径给予镇痛药后1小时,及时评估,记录口服药,镇痛方法(包括环境、心理、物理疗法等)后2小时再次评估。

(4)当患者报告疼痛,或出现新的疼痛时,及时评估记录。

(5)疼痛评分≥7分,必须立即治疗并且要求护士每小时进行疼痛评估,直至疼痛评分<4分。

二十四、护理诊疗告知制度

(1)患者入病室后,根据病情由护士指定床位,并及时通知医师。

(2)病室应保持清洁、整齐、安静、舒适,室内空气应保持新鲜,光线要充足,保持室温恒定。

(3)危重患者、行特殊检查和治疗的患者需绝对卧床休息,根据病情需要可分别采取平卧位、半坐卧位、坐位、头低脚高位、膝胸卧位等;病情轻者可适当活动。

(4)新入科患者应立即连接多功能生理监测仪监测血压、心率、脉搏、体温、呼吸、血氧饱和度。

(5)严密观察患者的生命体征,还要注意观察分泌物、排泄物、治疗效果及药物的不良反应等,如发现异常应当立即通知医师。

(6)饮食按医嘱执行,向患者宣传饮食在治疗疾病、恢复健康过程中的作用。在执行治疗膳食原则的前提下,帮助患者选择可口的食物,鼓励患者按需要进食,危重患者遵医嘱给予鼻饲饮食。

(7)及时、准确地执行医嘱。

(8)患者入院24小时内留取大小便标本,同时做好其他标本的采集并及时送检。

(9)认真执行交接班制度,做到书面交班和床旁交班相结合,交班内容简明扼要、语句通顺并应用医学术语、字迹端正。

(10)按病情要求做好生活护理、基础护理及各类专科护理。

①基础护理操作技术规程是对各科通用基本技术制订的统一规范,如体温、脉搏、呼吸、血压的测定,无菌技术,各种注射、采血、穿刺技术,导尿,灌肠,给氧,吸痰,标本采集等。

②专科护理技术操作规程是根据各不同专科的特点,制订的各专科护理操作技术的规范。

③特别护理技术操作规程是对需要专门进行培训、组织专门人员从事的护理技术的规范,如危重症监护、血液透析等。

(11)对于长期卧床、消瘦、脱水、营养不良及昏迷者应当做好皮肤的护理,防止压疮的发生。

(12)根据患者病情需要,准确记录出入量。

(13)根据各专科特点备好抢救物品,如气管插管、简易呼吸器、开口器、心电图机、除颤仪、呼吸机、静脉穿刺针、动脉穿刺针及各种抢救药物。

(14)了解患者心理需求,给予心理支持,做好耐心细致的解释工作,严格执行保护性医疗制度。

二十五、护理投诉管理制度

（1）在护理工作中因服务态度、服务质量、自身原因或技术因素导致的护理缺陷，引起患者或家属不满，并以书面或口头方式反映至护理部或有关部门反馈至护理部的意见，均属于护理投诉。

（2）护士长认真倾听投诉者意见，耐心做好安抚及解释说明工作并做好记录。

（3）记录投诉事件的原因、分析、处理经过和整改措施等。

（4）护士长接到投诉后，及时反馈给护理部，组织科室人员进行学习培训，分析事发原因，总结经验并提出整改措施。

（5）根据事件情节严重程度，给予当事人相应的处理：

①给予当事人批评教育。

②当事人认真做书面检查，在科内备案。

③向患者及家属赔礼道歉，取得谅解。

（6）因护士违反操作规程给患者造成损失或痛苦，按医院相应规定处理。

二十六、医护沟通制度

为适应社会发展和新形势的要求，加强医务人员之间的沟通，保护患者的合法权益，防范医疗纠纷的发生，维护良好的医疗秩序，确保医疗安全，根据《医院管理评价指南》（卫医发〔2005〕104号）的要求并结合我院实际，制订本制度：

1. 医师与护士在思想上达成共识

（1）医师在计算机上下达医嘱后，护士应核查医嘱的正确性及开始执行的时间，严格执行医嘱，不得擅自更改。

（2）为确保医疗安全，护士处理医嘱时，对可疑医嘱必须与医师沟通后方可执行，护士一律不执行口头医嘱，除手术、抢救外。

2. 时间上要注意轻重缓急

（1）常规情况下，医师在12:00之前将常规电子医嘱发送至护士站，有急诊或特殊情况应与主班护士沟通，优先处理。

（2）对急诊医嘱必须在规定的时间15分钟内执行。

3. 方式上要讲究技巧，人格上要互相尊重

患者诊断不明或病情恶化时，在与患者沟通前，医师之间、护士之间及医护之间要先进行相互讨论，统一认识后由上级医师对患者家属进行解释，避免由于沟通不统一导致患者与家属的不信任和疑虑。

4. 双签名

每班责任组长与主管医师要在医护沟通本上双签名。

二十七、重症专科护士技术和资格准入管理制度

（1）必须取得中华人民共和国护士执业证书、大专及以上学历，接受3~6个月重症医学科专业培训合格的注册护士，并具有5年以上重症护理工作经验。

（2）严格执行核心制度、护理操作规程及岗位职责。

（3）熟练掌握心肺复苏、血流动力学监测、人工气道的应用及管理，掌握常用仪器的使用和管理，包括除颤仪、呼吸机、心电监护仪、血气分析仪、微量泵、输液泵及血滤机等。

（4）掌握本专科相应的医学基础理论知识、病理生理学知识及多专科护理知识和实践经验，具有一定的病情综合分析能力。

（5）掌握急危重症患者的抢救护理工作和延续性生命支持，发生多器官功能障碍患者的治疗和器官功能支持，防治多器官功能障碍综合征。

（6）每年获得规定的专业继续教育学习分数不得少于25分。

（7）在医院护理部领导下，科室确定重症专科培训计划、培训内容、方式、学时数等，并组织实施。

二十八、新入职护士规范化培训临床实践科室带教师资管理制度

（1）带教老师承担教学、临床实践指导及健康教育指导工作，尤其应注意在不断提高自身临床工作能力的同时，积极主动地学习和掌握教育、教学技巧，并在临床带教工作中加以应用。

（2）各带教老师对所分配规培学员的护理实践承担第一责任，坚持带领参加规培学员跟班带教，一对一指导。

（3）各带教老师负有指导参加规培学员进行整体护理及特殊护理技术操作的责任。

（4）各带教老师应定期、及时检查和督促参加规培护士遵照相应护理计划，并及时对参加培训护士制订的相应护理计划进行审查，作出必要的修正。

（5）各带教老师可及时制订护理计划，并将相关情况及时向护士长汇报；如遇工作中出现严重差错事故时，应及时向护士长及上级医师或科主任汇报。

（6）各带教老师应主动关心参加规培学员的思想状况和生活情况，培养参加规培护士良好、积极的心态。

（7）各带教老师应主动学习，掌握国内外前沿的肿瘤重症护理理念、先进的护理技术；督促参加规培学员及时、准确地填写培训手册；检查参加规培护士的教学工作，并提出指导意见；真实、负责、实事求是地填写参加规培护士的培训手册。

（8）各带教老师应按照新入职护士培训基地及培训大纲的要求，指导规培学员完成指定学习内容，组织参加规培学员进行基本技能考核或其他相关考试考核，以及完成临床带教效果评价反馈工作。

二十九、新试用护士试岗制度

(一)试岗目的

迅速发现试岗护士的综合素质及初步工作能力,为重症医学科筛选高质量护理人才。

(二)试岗护士培训目标

(1)爱岗敬业,工作积极,具备良好的职业道德和严谨的工作作风,护士工作礼仪规范,了解医院及科室的主要规章制度。

(2)工作中能够遵循基本的无菌原则和查对制度等基本制度及规范。

(3)掌握危重病患者的基础护理、生活护理方法。

(4)掌握各类标本的收集方法。

(5)掌握转入、转出、死亡患者的工作流程及终末处理流程。

(6)熟悉病区环境、物品摆放。

(7)了解本专科常见药品的剂量、浓度、用法、作用、注意事项等。

(8)了解监护仪、呼吸机、注射泵、营养泵等设备的基本操作方法。

(9)熟悉危重患者的全程护理,并掌握基本的护理文书书写方法。

(10)了解危重患者的心理特点,掌握基本沟通技巧。

(三)培训进度及安排

(1)第1周:熟悉监护室工作环境、物品摆放,各班工作程序、职责。

(2)第2周:了解监护室仪器、设备的使用,掌握危重患者的基础护理、生活护理方法,掌握转入、转出、死亡患者的工作流程及终末处理流程。

(3)第3周:了解本专科常见药品的剂量、浓度、用法、作用、注意事项等,掌握各类标本的收集方法,掌握与危重患者沟通的基本技巧。

(4)第4周:熟悉危重患者的全程护理,并掌握基本的护理文书书写方法。

(四)培训方式

(1)带教老师理论讲授、操作示范。

(2)护士自学。

(五)考核方式

试岗满1个月后由科室考核小组对试岗护士进行考核。

(1)理论考核:闭卷考试(80分合格)。

(2)操作考核:心肺复苏(85分合格)。

(六)要求

试岗时间为1个月,满1个月后由科室对试岗护士进行考核,并将成绩填写在新入院人员试岗通知表的备注处,注明操作考核项目名称。护士长填写鉴定时,需填写劳动考勤、工作质量、服务态度、人际关系等。试工期满,科室考核小组讨论决定是否"同意留用本科室",

如不同意,写明原因。

三十、新入职护士规范化培训临床实践科室规培学员管理制度

(1)了解和熟悉医院的各项规章制度,在基地负责人、带教老师指导下,完成学时数。

(2)参加规培学员应认真阅读、熟悉我科各项护理诊疗规章制度和技术常规,在亲自操作各项护理技术时,应高度注意,严格执行护理流程,严防护理差错事故的发生。

(3)参加规培学员应主动学习,尤其要利用好医院图书馆资源,借阅或查阅相关文献资料。

(4)参加规培学员应及时、如实、准确地完成培训手册的填写工作,并交由带教老师签署意见。

(5)参加规培学员应积极参加科室的临床理论考试、基本技能考核或科室每月定期举办的各项专科培训及学习,并及时完成临床带教效果评价反馈。

三十一、新入职护士规范化培训出科考核制度

ICU规培护士培训结束时,均应进行出科考核,即对规培护士的思想品德、考勤管理、出科考核(理论、操作)三个方面进行综合测试和评定。

1. 思想品德

严格的组织纪律、严谨的工作作风、良好的学习方法、高尚的医德医风是一名合格的护士基本素质和必备条件,在培训中应始终贯彻执行、从严要求,同时学会沟通,处理好科室的各种人际关系。

2. 考勤管理

规培人员严格考勤制度,每班在规培人员考勤签到表中签到,严禁弄虚作假。

3. 出科考核

规培学员在轮转培训第7~8周(培训结束前1~2周)完成出科考核(理论及操作考核),并对其临床操作技能进行全面评价。

(1)理论考核:由ICU护士长及带教老师对轮转护士进行闭卷理论考核,记录成绩并汇总分析、留档。考核期间,严格考场纪律,严禁作弊,一旦发现有作弊行为,本次成绩将记为"0"分,并上报科教科及护理部,严肃处理。

(2)操作考核:由ICU护士长或总带教老师、科室操作考核负责人,按照各项操作标准对规培护士进行考核,记录成绩并汇总分析、留档。

4. 整体评价

规培学员在结束临床轮转时,由本人如实、认真填写实践手册,带教老师进行核实。带教老师根据规培学员的整体情况及完成的实际工作进行综合考核测评,并填写实践手册,要求带教老师如实填写,护士长签字认可。

三十二、护理培训制度

(一)护理安全管理培训制度

(1)严格根据科室制订的培训计划进行培训。

(2)每月护理制度培训要有通知、制度内容及护理人员签到。

(3)对每月的护理制度进行分层提问,并对提问结果进行分析,制定整改措施。

(4)专人负责护理人员的培训与考核,按能级对护士进行规范化培训及考核。

(5)护理制度培训应做好记录,内容真实、客观,有护理指导意义。

(二)专科护理培训制度

(1)严格根据科室制订的培训计划进行培训。

(2)每月专科护理培训要有通知、专科培训课件及护理人员签到。

(3)专人负责护理人员的能级规范化培训及考核。

(4)专科护理培训做好记录,内容真实、客观,有护理指导意义。

(三)心肺复苏操作与培训制度

为加强我科急救护理工作的管理,统一操作规程,更好地配合医师进行抢救,特制订全科护士心肺复苏培训制度。

(1)每年定期组织本科室护士进行心肺复苏培训和考核。

(2)护士长及医院护理质控委员会委员对科室的培训考核进行抽查。

(3)护士因故未参加培训或2次未通过考核,将延缓技术职称及能级晋升,停岗再培训,直至通过考核。

(4)培训由理论授课和现场模拟训练相结合。

(5)考核由现场理论提问和操作两部分组成,在计划时间内完成考核,并有记录。

(四)仪器、设备培训制度

(1)掌握各种仪器、设备的使用及各种常用参数。

(2)仪器、设备有专人定期检查、维护保养,出现故障时及时报告护士长、科主任,及时与医学工程部维修人员联系,做好科室仪器、设备故障登记。

(3)定时进行仪器充电,保持各仪器清洁,所有仪器均保持备用状态。

(4)仪器、设备严格遵照消毒管理规范执行,防止医源性交叉感染。

(五)护工、保洁员培训制度

(1)严格根据科室制订的培训计划进行培训。

(2)每月对护工、保洁员进行培训,并签名。

(3)专人负责护工、保洁员的培训与考核,并对考核结果进行分析总结。

(4)培训应做好记录,内容真实、客观,对护工及保洁员有指导意义。

附:护士外出学习管理要求

(1)重症医学科护士外出学习包括疆外学习和疆内学习,学习内容为参加专业专科护士培训班。

(2)外出学习条件:疆外学习为N2及N2以上护士,疆内学习为N1及N1以上护士,均要求临床护理业务能力强、有上进心。

(3)选拔方法:在自愿报名的基础上,采取民主投票选举的方式产生。

(4)要求:严格遵守当地学校、医院各项规章制度,虚心好学,带回先进的护理技术、护理理念,并积极影响科室其他人员,提高科室护理服务水平。

(5)学习结束,在院内(全国专业/专科护士培训)/科内(疆内专业/专科护士培训)以演示文稿形式进行学习体会报告,年底完成专业、专科护士述职1篇。

三十三、护士提问制度

(1)重症医学科护士提问采用不定期、随时进行抽查的形式。

(2)提问内容为护理核心制度、护理公共制度、护理常规、应急预案及操作流程等,以提高护士对制度的知晓率并促进其严格落实。

(3)提问方式:护士做口头回答,根据回答问题的实际情况进行评分,评分施行100分制。

(4)提问成绩≥85分为合格。

(5)对于表现优秀的护士,会上给予表扬;不合格者,记录姓名,及时反馈至护士长,分析原因,在科内利用晨会提问等形式反复提问,直至完全掌握。

(6)采取当时指出不足并讲评的办法进行评价,最后在记录上总结并及时反馈至护士长。

(7)护士长根据提问内容在巡视病房过程中,评价相关知识在护理工作中的落实情况并记录。

(8)每月针对提问成绩进行分析讨论,根据实际情况制订整改措施,落实到位。

三十四、护理奖惩制度

(一)总则

为严明纪律、奖励先进、处罚落后、调动护士积极性、提高工作效益,制订护理奖惩制度,对护士的奖惩施行以精神鼓励和思想教育为主、经济奖惩为辅的原则。本制度适用于本科室护理人员,可用于未注明条款的其他各项规章制度。本制度由护士长和组长、质控人员贯彻落实。

(二)奖励

(1)科室设立奖励方法:

①科会表扬。

②奖金奖励。

(2)对有下列表现之一的护士,应当给予奖励:

①遵纪守法,执行科室规章制度,思想进步,文明礼貌,团结互助,事迹突出。

②忠于职守,积极负责,廉洁奉公,全年无事故出现。
③积极向科室提出合理化建议,被科室采纳。
④全年无缺勤,积极做好本职工作。
⑤维护科室利益,为科室争得荣誉,防止或挽救医疗事故发生。
⑥节约资金,节俭费用。
⑦领导有方,带领护士良好完成各项任务。
⑧坚持自学,不断提高业务水平,撰写论文。

(三)处罚

护理人员有下列行为之一,经批评教育不改的,视情节轻重,分别给予扣除一定时期的奖金、扣除部分工资、警告、记过等处分。

(1)违反科室规章制度,造成经济损失或不良影响的;违反劳动纪律,经常迟到、早退、旷工、消极怠工没完成工作任务。

(2)不服从工作安排和调动、指挥,或无理取闹,影响工作秩序。

(3)工作不负责,损坏仪器、设备、工具,浪费材料、能源,造成经济损失。

(4)玩忽职守,违章操作,造成事故或经济损失。

(5)挑动是非,破坏团结,损害他人名誉或领导威信,影响恶劣。

(6)散布谣言,损害科室声誉。

(四)护理缺陷款项使用规定

(1)护理缺陷罚款来源于护理环节质控本(环节质控本扣分折合成钱数:1分=10元)+护理缺陷本(护理缺陷本详细记录罚款原因及金额)。

(2)每月5日前,安全班护士负责收缴此项罚款,责任人签字确认。

(3)此款用于护士学习、培训,看望病、产假护士,购买节日礼物,科室护理建设等。

(4)此款项由2名护士负责保管(1名会计,1名出纳),所有入账、出账均详细记录,2名护士共同签字确认,保管人每3~6个月更换1次。

(5)财务公开:对有疑问者可随时要求查看账本,每月负责人向护士长汇报出入账目,并签字确认。

三十五、护理会议制度

(1)每月召开护士例会2次,由护士长主持。

(2)临时性和应急性会议应及时召开,以便工作任务的传达和落实,有特殊情况可推迟。

(3)会议内容:

①总结护理工作。

②传达护理部的会议精神。

③公布本月护理质量检查情况。

④交流经验。
⑤指出存在问题,研究解决办法。
⑥表扬工作突出的护士。
⑦学习有关规章制度。
⑧布置新的工作任务。
⑨组织业务学习、业务查房。
⑩理论操作考试。

(4)要求:
①全体护士均应积极参加,不能迟到、早退,特殊情况可以请假。
②护士对例会要有记录,科务会记录本由安全班护士记录。

三十六、护理休假、排班、评优制度

(一)总则

(1)职工请各种休假应先冲抵当年年休假。

(2)无特殊情况年休假不可连休,严格按照院内年休假计划表实施。

(3)有疾病等特殊情况者可安排1个月白班。

(4)根据科室情况,妊娠满7个月可安排白班,给予照顾。

(5)全勤者参与评优选先,有病假、事假、婚假、产假者均不参与评优选先。

(6)本年度出现严重护理差错者不参与评优选先。

(二)弹性排班具体实施办法

(1)落实责任制护理,每名护士负责2~4名患者的护理,当出现患者数量多、病情重的情况时,需增加上班人数,原则为夜班由前一天下夜班人员加班或替补,白班由第二天休息人员加班或替补。

(2)在岗人员因病等特殊情况不能坚持正常工作时,按《ICU人员紧急替代制度》进行人员替代,安排替补时首先由同级别护士进行替补。

(3)当发生公共卫生事件时,科内启动应急小分队成员参与紧急救援工作,如情况紧急可由值班护士紧急救助,分队成员到院后顶替科内护士上班。

(4)当病、产假人员过多,影响正常排班时,应先在本科室解决,如科室无法解决时可向科护士长申请支援、调动。

(5)如病区患者数量少且多数病情平稳,可保证每名护士护理患者数不超过3人的前提下及时安排休假,如为临时排休,原则上要求提前2小时通知相关护士休息。

(6)护士长每周五将下周班次排好,如护士有休假意愿及时填写在表格内,护士长根据本病区收治患者状况及护士人力资源情况尽量满足护士意愿。遇特殊情况,如突发公共卫生事件等,可暂停休假。

(三)护士换班制度

(1)符合下列条件可换班:

①本人或直系亲属生病。

②婚、丧假。

③家长会、孩子相关事宜。

④探亲。

⑤各种考试。

(2)换班要求:

①如有换班需求,需提前一周告知护士长、责任组长。

②科室患者较多时,不安排换班,尤其是以旅游为换班理由。

③每年换班不超过2次,每次最长期限为2轮(每轮1个白班+1个夜班)。

④连续上班不能超过4个班。

⑤换班后发生护理不良事件由上班人员负责。

三十七、护理新业务、新技术准入制度

重症医学科对专业性要求高的护理技术、昂贵医疗仪器的操作实施护理准入管理,管理方法如下。

(1)护理部批准科室对全科护士每季度进行培训。

(2)对从事重症专业3年以上的护士,进行操作专项培训。

(3)对护士进行考核,包括理论和实践操作。

(4)由护士长和专科护士带教以后方可上岗独立操作。

(5)每年推选1~2名护士参加由中华护理学会承办的国家级血滤专科护士培训班,并取得专科护士培训合格证书。

三十八、高风险技术操作授权制度

(1)高风险技术操作项目:连续性肾脏替代治疗。

(2)高风险技术操作授权对象:N2级护士及以上人员。

(3)高风险技术操作授权时间:每年8月(职称考试成绩公布以后)。

(4)制订培训计划,每季度组织培训1次。初次授权护士进行专科技术理论及操作培训,并授权;对已具备操作权利的护士进行理论培训及操作考核,并再次授权。

(5)考核内容:理论知识、技术操作。

(6)考试合格后可进行独立操作。

三十九、治疗室管理制度

(1)治疗室工作人员应严格执行无菌原则及操作规程,应严格执行查对制度,防止差错

事故发生。

(2)治疗室内应分清洁区、污染区,无菌物品与非无菌物品、清洁物品与污染物品应分开放置,保持无菌物品在有效期内。

(3)定期检查,保持各种治疗物品无过期、失效。

(4)保持室内清洁整齐,每天空气消毒3次并登记签名,每周进行彻底清扫、消毒1次,每季度进行1次环境卫生监测。

(5)医疗废物、生活垃圾、锐器应分类放置,置于有盖容器内。

(6)工作人员进入治疗室应戴口罩,出入治疗室随手关门,无关人员不得进入。

四十、感染管理制度

(1)严格执行重症医学科消毒隔离制度。

(2)重症医学科布局合理:分办公区与工作区,治疗室、处置室、污染通道及监护病区分布符合工作流程,诊疗操作符合分区流程要求。

(3)患者安置:感染患者与非感染患者分开,特殊感染患者单独安置,并有明显标识。治疗护理诊疗时应采取相关的隔离措施,控制交叉感染。

(4)严格按照重症医学科患者收治指征及标准转入、转出患者,慎做侵入性操作,降低患者在重症医学科期间的感染风险因素。

(5)工作人员进入重症医学科工作区要规范着装。工作服每周进行3次清洗更换,保持着装清洁整齐;工作服与私人衣物分开挂放;着工作服时,不得外出,不得将工作服穿至餐厅、会场等公共场所。

(6)无菌操作时,严格执行无菌技术操作规程,严格遵循手卫生规范,合理使用手卫生产品。

(7)注意患者各种留置管路的观察、局部护理与消毒,加强医院感染目标监测。

(8)加强抗感染药物应用的管理,防止患者发生菌群失调;加强对耐药菌感染患者的隔离治疗。

(9)加强对各种监护仪器、设备、卫生材料及患者用物的消毒与管理。

(10)严格执行探视制度,控制探视人员,探视者应穿隔离衣,换鞋,戴帽子、口罩,与患者接触前后要洗手;做好门关管理。

(11)安全规范处置医疗废物,落实防护标准,做好保洁员的工作督导。

四十一、消毒隔离制度

(1)医务人员进入病区着装整洁规范,戴工作帽。进行诊疗操作时戴口罩,必要时戴手套。

(2)严格执行分区管理,有菌物品与无菌物品应分柜放置,标示明显。消毒物品有消毒日期,无过期物品存放使用。

(3)每天对病区高接触面(监护设备、门把手、电话、桌椅等)使用500~1000 mg/L有效氯消毒擦拭,每天终末擦拭消毒物品表面(医院感染暴发时,擦拭2次)。每天进行动态空气消毒,夏季时,晨、晚间可开窗通风2次,每次30分钟,并做好登记记录。每季度空气消毒机进行清洗过滤网。

(4)重症医学科设有流动水洗手及手消毒设备。在接触患者前后、进行无菌操作前、戴口罩和穿脱隔离衣前后、进入和离开重症医学科时、接触污染物后,均要执行手卫生。

(5)除患者生活用品外,其余物品不得带入病区,污染物应集中放于污染间,按时送洗,不得在病室内清点。

(6)所有洁具(抹布、拖把)应分区专用,有明显标示,严禁跨区交叉使用。专用的卫生工具应固定放置。污染桶、垃圾桶应及时倾倒,每班有效氯浸泡。

(7)呼吸机管路"一人一用一消毒",有效期7天,一次性材料不得重复用。

(8)多重耐药菌感染患者进行跨科室诊疗时,要做好隔离交接。传染病患者与多重耐药菌感染患者均单间隔离,隔离患者监护专人专岗,做好医院感染防控。

(9)患者转出、死亡后,做好所有物品及床单位终末消毒。

(10)患者使用后的器械均集中送供应室消毒处理,病区不得清洗、消毒。

(11)医务人员讲究卫生,勤沐浴、理发、修剪指甲。

(12)严格执行探视制度,并通过多形式向患者及探视人员做卫生健康宣教。

四十二、多重耐药菌感染控制护理制度

多重耐药菌指同时对两类或两类以上抗菌药产生耐药性的细菌。临床上常见的多重耐药菌主要有耐甲氧西林金黄色葡萄球菌、耐万古霉素肠球菌、多重耐药的鲍曼不动杆菌、产超广谱β-内酰胺酶细菌。

(1)护理操作过程中严格遵守无菌技术操作规程。

(2)诊疗器具单独使用,尽可能使用一次性产品。

(3)严格遵循手卫生规范。

(4)专人诊疗护理,限制探视,减少人员出入,使用防护用品。

(5)实施单间隔离,登记交接,并悬挂标识。

(6)加强抗菌药合理使用。

(7)每天使用0.2%氯己定对患者(敏感部位)进行去定植菌擦拭。

(8)医疗废物使用专用垃圾桶,黄色垃圾袋收集,被服及衣物用黄色垃圾袋包裹,并标示。

(9)每天对患者专用物品及病房设施清洁、消毒。

(10)减少患者病房转换及转运,如转科时通知原科室。

(11)病原学监测跟踪,连续2个标本培养均为阴性时,解除隔离。

四十三、探视管理制度

(一)探视管理制度

(1)探视时间为每天16:00~16:30,其他时间一律谢绝探视。

(2)严格探视制度,限制探视人数,每次探视限1人。进入前必须在ICU工作人员的指导下更换隔离衣、穿鞋套、洗手或用快速手消毒剂消毒手;如遇抢救或操作时,禁止家属探视,待患者病情允许时,家属方可探视。

(3)探视时双人核查家属身份并做好流调工作。

(4)严禁探视者将鲜花带入重症医学科,探视时可带少量食品及生活用品。

(5)为防止电磁波对监护仪器、设备的干扰,探视期间应关闭通信设备。

(6)探视时需遵守病房规定,保持肃静,与患者交谈小声,不得高声喧哗,以免影响其他患者休息。

(7)应保持室内清洁卫生,不要随地吐痰和丢果皮、纸屑等杂物。

(8)探视时应安慰、鼓励患者配合治疗,不得对患者进行任何语言刺激。

(9)探视时只需探视有关患者,不得到处走动和动用各种医疗用品,如输液管、胃管、氧气管等。

(10)探视者为直系亲属,身体健康,如患有传染性疾病(如流行性感冒等),拒绝探视,以免交叉感染,儿童一律不准探视。

(11)夜间患者家属探视时,值班医师或责任护士对其进行身份核查,出现任何问题,由当班医护人员负责。

(二)特殊患者探视制度

(1)特殊患者包括:

①病情变化危及生命的患者。

②纠纷患者。

③护士长特殊交代的患者。

(2)鉴于ICU患者及家属的特殊心理需求,为体现人性化的探视管理,可适时增加探视次数。

(3)增加探视次数须经护士长批准同意,任何人不能随意增加探视次数,具体事项也可经组长安排。

(4)探视时间除每天16:00~16:30之外,无特殊要求安排在当天23:00左右(根据夜班工作量酌情安排),时间为30分钟左右。

(5)探视期间严格按照医院感染管理要求,其他同重症医学科探视管理制度。

(6)探视期间,责任护士做好家属宣教(皮肤、生命体征等),并记录于入室评估单上,家属签字确认。

(7)探视过程如实记录于监护单上。

(三)死亡患者探视管理规范

(1)联系保卫科工作人员核实来访人员信息,确认无误后方可进入。

(2)进入科室后由组长负责来访人员信息登记。

(3)探视期间严格按照医院感染管理要求,其他同重症医学科探视管理制度。

(4)探视过程中不能直接接触患者遗体,且只能短暂停留。

(5)探视过程如实记录于监护单上。

四十四、观察、了解、处置患者用药与治疗反应制度

(1)护士应熟练掌握常用药物的作用和不良反应,对使用易导致变态反应药物的患者和特殊人群(如高龄患者,手术后患者,心、肝、肾功能不全的患者)应密切观察。

(2)应用微量泵或特殊药物时,如甘露醇、钙剂、西地兰、重酒石酸、去甲肾上腺素注射液、垂体后叶素等药物时,应密切观察用药效果和不良反应,发现问题,及时停止用药,必须逐级报告护士长、护理部和药剂科,确保用药安全。

(3)定时巡视病房,根据病情和药物性质调整输液滴速;观察有无发热、皮疹、恶心、呕吐等不良反应,发现异常及时通知医师进行处理。

(4)做好患者的用药指导,使其了解药物的一般作用和不良反应,指导正确用药。

(5)发现给药错误时应按应急预案处理。

(6)护士长要随时检查患者药物的使用及不良反应的发生情况。

(7)加强用药与治疗反应的观察,经常巡视病房,了解和观察患者的用药和治疗反应,除按分级护理要求巡视外,还应根据患者的实际情况(如使用特殊药物患者,高龄患者,手术后患者,心、肝、肾功能不全患者等)增加巡视次数并加强沟通,注重了解患者感受。

(8)加强重点药物观察:

①重点药物包括作用于心血管系统的药物、抗菌药、中枢性肌肉松弛药、抗精神失常药、中枢镇静催眠药。

②重点药物使用前的注意事项:

a.应掌握药物基本知识和不良反应等。

b.询问患者药物过敏史及用药史,必要时监测生命体征。

c.认真执行医嘱,严格执行"三查七对"制度,注意配伍禁忌。

d.告知患者和家属将要使用的药物名称、用法用量及可能出现的不良反应。

③重点药物使用中和使用后的注意事项:

a.观察输液滴数,按患者病情、年龄及药物性质,合理调节滴数。

b.告知患者及家属不得自行调节滴数,用药中如有不适及时与医护人员联系。

c.加强巡视,观察患者生命体征和用药反应,及时询问和听取患者主诉。

d.必要时监测患者用药后相关指标,做好交接班。

e.患者出现用药不适或不良反应,应立即停药,及时通知医师采取有效措施,遵医嘱落实相关治疗与护理,根据要求做好护理记录及交接班,并填写不良事件表,上报护理部。

四十五、储备基数药品管理制度

(一)总则

(1)病房内所有基数药品只供住院患者按医嘱使用,其他人员不得私自取用。

(2)病房内基数药品应指定专人管理,负责领药、退药和保管工作。

(3)每天清点并记录,检查药品,防止积压、变质,如发现有沉淀、变色、过期、标签模糊时,立即停止使用并报药房处理。

(4)抢救药品必须放置在抢救车内,定量、定位放置,标签清楚,每天检查,保证处于备用状态。

(5)特殊及贵重药品单独存放并加锁。

(6)需要冷藏的药品(如胰岛素)要放在冰箱内,以免影响药效。

(7)患者的药品专药专用,停药后及时退药,如有药品余量,要登记、销毁并双人签字。

(8)严格执行麻醉、精神药品管理制度。

(9)口服药品管理:

①病房内不设备用口服药品,患者服用口服药品应现用现领。

②患者服药时严格执行查对制度。

③从药房取回的口服药品应及时摆药并核对。

a.如遇有停药或减量,主班护士应尽快处理,减少患者损失,不得存留。

b.口服药品包装不能存留。

(二)储备基数药品使用规范

(1)责任班护士交接班时清点常用药品基数、有效期、药品质量。

(2)责任班护士每周检查药品有效期并记录;有效期终止日前半年之内,尽早与药房更换。

(3)药品摆放顺序:近效期在左侧,左拿右放使用。

(4)科室不设口服基数药品。

(5)每天交接班时,双人同时清点药品数量。

(6)各班使用药品后及时补充。

(三)贵重药品管理制度

(1)白班由治疗班护士负责清点、领取,夜班由责任组长负责清点、检查,并当面清点交班。

(2)保证药品无过期、无破损,商标完整清晰。

(3)夜班用药由监护组长登记,次日与主班护士交班。

(4)无特殊情况,药品一律不外借。

(5)使用前双人核对,使用时输液卡双人签名。

(四)麻醉、精神药品管理制度

(1)麻醉、精神药品需设立固定基数。

(2)专柜存放,专人管理,严格执行双人(白班:治疗班、当班组长;夜班:夜班组长及组员)、双锁、双钥匙管理。

(3)每班严格交接、清点并注明班次,如:A(白班)/N(夜班)等班次。

(4)每次开、关柜需注明时间(具体到分钟),双方签全名。

(5)使用麻醉、精神药品时,必须遵守麻醉、精神药品管理制度;医师开医嘱和专用处方,护士按医嘱正确执行;针剂药品用后,应将患者专用处方和原药安瓿保留。

(6)麻醉、精神药品一律不转借。

(7)药品使用登记本应逐项填写清楚。

(8)近效期在左侧,左拿右放使用。

(9)护士单人值班期间,双锁管理规定为值班护士一把钥匙,值班医师一把钥匙。

(五)高危药品管理制度

(1)建立高危药品基数并有标识,每班清点并有使用记录。

(2)严格执行查对制度。

(3)对超过常用剂量的医嘱要与医师再次核对。

(4)给药前、后双人核对。

(5)根据医嘱或患者病情严格执行给药速度及剂量。

(6)每天责任班护士补齐备用。

(六)丙泊酚注射液使用管理规定

科室针对本院药学部、医务部下发的《关于麻醉药丙泊酚管理规定》相关内容进行学习,对药品严格按麻醉、精神药品管理。为减少药物不良反应及药害事件的发生,特制订以下规定。

(1)严格交接班,并班班清点、补充。

(2)药品在使用时严格执行"三查七对"制度,正确执行医嘱,无医嘱不得私自使用。

(3)药品专人负责请领、发放,专柜加锁存放并做好使用登记。

(4)科室特增加:每班使用后保留安瓿,由组长进行双人核查,核对本班使用数量与空安瓿数目是否相符,严格执行残余量登记。

四十六、相似药品管理制度

针对科室库存种类繁多,药品同音、相近、相似易混淆药品管理,依据《中华人民共和国药品管理法》,为了防止相似药品混淆错发、错用,保证临床用药安全,结合医院及科室管理实际情况,特制订本项制度。

(1)本制度适用于病区药品存放、使用过程中相似药品的管理。

(2)药品应规划限定区域排位贮备,对于不同的品种但外观相似、读音相近等易导致混淆差错的药品,应采取安全有效的措施,设置标识、制订易混淆药品的系列清单,药品管理人员应严格审核、复核储存和发出的药品,避免混淆差错的发生。

(3)分类相似药品、品名相似药品、成分相同但厂家不同的药品、规格不同的相同药品、剂型不同的相同药品——听似;包装相似药品——看似。应归纳制订出相似药品目录,通过在药品放置位置留置不同类型的醒目标志提醒护士特别注意,保证药品使用准确、无误。

(4)对于相似药品,治疗班护士定期进行清点并建立记录,发现问题及时纠正、归类处置,杜绝错误事件的发生。

(5)对于品名相似的药品:如药效相同、品名相似的药品,在药品柜中分开放置并留置醒目标志特别注意;如药效不同、品名相似的药品,要分柜放置并留置醒目标志作为提醒。

(6)对于包装相似药品:需要双人复核执行使用,如药效相同、包装相似的药品,在药品柜中分开放置并留置醒目标志;如药效不同、包装相似的药品,要分柜放置并留置醒目标志特别注意,标志要醒目。

(7)对于成分相同但厂家不同的药品:在其放置的地方留置醒目标志,并在标志上标明产地以便区分。

(8)对于规格不同的相同药品:在其放置的地方留置醒目标志,并在标志上标明规格以便区分。

(9)对于剂型不同的相同药品:宜分柜放置并留置醒目标志予以注意。

(10)治疗班护士应恪尽职守,严格执行操作规程,定期检查,严格记录提示,认真做好查对登记工作。

四十七、静脉用药调配使用制度

(1)医师开具用药医嘱,主班护士核对医嘱,遇有医嘱不全不清、时间剂量不准确时不予执行,及时与医师进行沟通。

(2)护士正确打印医嘱执行单。

(3)执行医嘱及用药前须双人核对如下内容:执行单与医嘱内容,患者姓名、床号、住院号,给药时间、剂量、方法、途径,药品的有效期,并签字。

(4)配置药品严格无菌操作。

(5)对于使用抗生素者,护士应了解患者有无用药过敏史。

(6)配制时应再次核对,注意药物有无配伍禁忌及药物配制的注意事项。

(7)多种药物使用同一静脉通道时注意药物配伍禁忌。

(8)用药后观察患者有无不良反应及药效,并记录。

四十八、高危制剂(化学品)及物品管理制度

为认真落实《ICU高危制剂(化学品)及物品安全处置规范》,切实加强高危制剂(化学品)及物品的安全管理,防范安全隐患的发生,特制订高危制剂(化学品)及物品管理规范。

(1)为确保高危制剂(化学品)及物品放置区的安全需求,制剂、物品包装要密闭、完整,对破损、渗漏要立即进行妥善处理,储存放置区域内严禁烟火。

(2)高危制剂(化学品)及物品应该分类、分区贮存,有标识,固定放置区域,集中管理。严禁将性质相抵触,容易引起燃烧、爆炸物品混合放置管理。

(3)高危制剂(化学品)及物品领取、装卸搬运时,必须轻拿轻放,严防振动、撞击、摩擦、重压和倾倒。对怕热、怕潮的高危制剂(化学品)及物品要采取隔热和防潮措施。

(4)专管人员(治疗班护士)每周一、三、五清查并认真落实《ICU高危制剂(化学品)及物品安全处置规范》,所领取、储备的高危制剂(化学品)及物品不得超出科室设定基数。

(5)未经科室管理人员允许,任何人不得私自外借及随意存放、取用高危制剂(化学品)及物品。

四十九、约束带使用制度

(一)使用目的

(1)控制患者危险性行为的发生(如自杀、自伤、极度兴奋,有明显攻击行为),避免患者伤害他人或自伤。

(2)防止小儿、高热、昏迷、谵妄、意识障碍及危重患者因意识不清或其他原因,发生坠床、撞伤、抓伤等意外情况,确保患者安全。

(3)确保治疗、护理的顺利进行。

(二)操作方法及程序

(1)评估患者的病情、年龄、意识状态、生命体征及肢体活动度,有无皮肤摩擦破损及血液循环障碍等情况。

(2)向患者或家属解释使用约束带的目的、使用时间、方法及注意事项等,尽量取得患者及家属的配合。

(3)根据患者的情况选择约束部位,常用约束部位为手腕、踝关节。约束部位在肩部的主要作用是限制患者坐起,在膝部的主要作用是限制患者下肢活动。

(4)用准备好的约束带从中间绕转,并打一个结使手脚不易脱出,将约束固定于床上,注意打结处用患者的衣袖或棉垫包裹,松紧度适宜,以能放入1~2指为宜,以免影响血液循环。

(三)注意事项

(1)约束患者要非常谨慎,需得到主管医师、护士长、患者及其家属的同意,方可执行。

(2)保护性约束属于制动措施,因此使用时间不宜太长,患者病情稳定或治疗结束后应及时解除约束,需要较长时间约束者应每隔10~30分钟观察约束部位的末梢循环情况及约束带的松紧程度,定时更换约束肢体或每2小时活动肢体、放松1次,发现异常及时处理,必要时进行局部按摩,促进血液循环。

(3)使用约束带只能作为保护患者安全、保证治疗的方法,不能作为惩罚患者的手段。

(4)做好记录,包括约束的原因、时间、部位、解除时间等,并做好交接班。

(5)约束带一人用消毒,使用0.1%有效氯浸泡半小时,晾干放置在床头备用。如约束带未使用,每周清洗。

五十、床位预约制度

科室现在设有正式床位32张,根据《中国重症加强治疗病房(ICU)建设与管理指南》,适宜床位使用率65%~75%(21~24张),超过80%(26张)则表明ICU床位数不能满足医院的临床需要,科室根据实际情况和指南要求制订以下要求。

(1)主班护士负责当天床位的预约登记,每天以28张床位为准,合理安排床位,特殊感染者放置单人间。

(2)每天床位预留2张备用床(29、30床),即每天预约床位=当天空床数-2(为应急备用)。17:00以后,留一张床位以备外科急诊,另留一张床位以备内科急诊,并通知护士长。

(3)床位预约后及时通知医师及护理组长,准备好各种抢救设备,做好抢救工作。

(4)当天床位全满时,电话通知医院总值班,便于协助解决危重患者夜间加床事宜。

(5)每月统计平均每天床位使用率,向医务部汇报。

(6)科室只满足收治32位患者,若还需增加床位,经总值班协调,病情平稳者转回原科室继续治疗;若现有患者均未达到转科标准,通知医院行政管理部门进行协调。

五十一、接收"危急值"报告管理制度

(1)"危急值"是指某些可能严重影响患者健康,甚至导致患者死亡的关键异常检查结果。

(2)护士接到检验科"危急值"报告电话,立即通知值班医师接听电话。

(3)若医师不在,接听电话的护士应准确将患者的姓名与住院号、检查项目和结果、接电话时间(精确到分钟)、检查科室报告人员姓名和电话等记录在"危急值"接收登记本上,并与报告者重复记录内容进行再确认。

(4)立即将"危急值"报告内容通知主管医师或值班医师,若均不在,应通知二线值班医师或科主任,必要时报告医务部,并记录报告医师的时间。

(5)根据医嘱积极采取处理措施,加强对患者巡视和病情观察,有异常变化及时报告,并及时完成护理记录。

(6)如"危急值"与临床情况不符,遵医嘱重新留取样本进行复查,接到"危急值"电话报告后,必须在半小时内完成落实。

五十二、物品管理制度

(1)护士长负责重症医学科物品的全面管理,各材料、物品等设专人专管,定期检查。

(2)重症医学科所有仪器、设备、被服等须建立明确账目,并定位放置、定期清点,保证账物相符。

(3)所有仪器、设备应定期联系相关人员维护、检修,计量设备定期校准,处于备用状态;特殊贵重物品需班班交接登记,消耗后及时补充。

(4)按计划请领物品,正常消耗性器材、物品应由负责人签字后方可请领,请领特殊物品时,写申请报告交相关部门。

(5)相关科室借用一般物品时,在保证不影响正常工作的情况下,经护士长同意后方可借出。抢救物品及贵重物品一律不外借。

(6)仪器、设备使用后及时整理,清洁、消毒后放回原处,保持备用状态。

五十三、一次性医用耗材管理制度

(一)一次性医用耗材管理制度

(1)一次性医用耗材领取后应严格、认真核对包装、型号、生产日期及有效期。

(2)一次性医用耗材必须按照所需贮藏条件进行贮藏,并专人保管(治疗班护士),每周一定期检查。

(3)一次性无菌物品使用时应检查包装的完整性,若有破损不可作为无菌物品使用,应废弃不用。

(4)一次性医用耗材应做到"一人一物一次性使用",不得重复使用;过期物品一律不能使用。

(5)一次性医用耗材使用过程中,如发生热原反应、感染或有关医疗事件,必须按规定登记,包括发生时间、类型,以及受害者临床表现、结果,并及时上报有关部门。

(6)一次性医用耗材应按医院感染管理规定进行及时收集、集中管理,进行无害化处理并做好记录。

(二)医用高值耗材使用管理制度

1. 清点验收

物品按"一品一码",认真每班交接登记(周一至周五由专管人员负责,周六、周日由责任组长负责,每周一行盘库,做到账物相符,核查效期。)

2. 监控管理

(1)建立高值耗材使用登记本,详细登记患者及产品信息。

(2)使用时双人核查,并将条形码分别贴病历及使用登记本中。

(3)及时记录高值耗材使用情况及护理观察要点。

(4)如若发生不良事件,按院内流程上报。

(5)使用过的一次性非植入高值耗材,现场毁形统一按医院感染管理流程处置。

五十四、仪器、设备管理制度

(一)仪器、设备管理制度

为保证ICU抢救工作的顺利进行,设定专门护士负责,建立健全仪器的管理制度,减少仪器的损坏与丢失,使ICU的仪器处于完好备用状态。

1. 设立专职护士负责仪器管理

ICU的设备应由专人管理,每天施行交接班制度,并详细记录仪器的使用和运转情况(包括开机时间、运转时间、停止使用时间、发生故障的时间和原因、故障的表现、故障排除的时间等)。同时,在设备上有负责人和/或负责维护的设备经销工程师电话或联络方式,以备设备出现故障需紧急排除时使用。仪器专管人员能全面掌握ICU各种仪器性能、使用方法,以及对一些常见故障能进行判断并予以排除。

2. 建立仪器登记册

记录仪器的名称、购进日期、产地、价格、附件、保修时间及维修记录。

3. 对贵重仪器进行使用登记

设立仪器使用登记簿,准确记录仪器的使用时数,作为机器使用率的评估依据;对于一些有使用时数限制的部件,如呼吸机的细菌过滤器等,按时处理或更换。另外,记录仪器在使用过程中出现的故障及维修、更换情况。

4. 仪器的使用

新购进的仪器使用前先进行全员培训。操作者严格按照操作规程操作,若因违反操作规程而造成仪器损坏者,应视情节轻重严肃处理。仪器在与患者连接之前一定要调节到安全使用条件,机械出现故障时,应立即将机械与患者脱离,然后再检查故障的原因。

5. 仪器档案

科室设有固定资产编码,核对编码和实物是否相符,做到一一对应,对于需要报废和损坏无法修复的仪器,详细登记在册,并附有护士长签名。

6. 仪器保管与存放

科室按功能进行布局划分,各小型仪器定点分类存放于仪器间。医护人员自觉做到仪器使用后及时擦拭干净并放回原位。

7. 仪器的外借登记管理

ICU的监护治疗仪器一般不外借,在特殊情况下,须经ICU科主任或护士长批准。

8. 仪器注意事项

根据各仪器的特点,清洁、消毒应在使用结束后24小时内进行。除特殊感染的患者使用后需特殊处理外,一般患者所用的仪器可先用化学消毒试液擦拭,再用清水毛巾擦拭,显示器使用酒精湿巾擦拭。

9.仪器的维护

电脑控制类的仪器要减少开关次数,避免仪器剧烈的振动,防止仪器日常维护不善造成医疗事故。仪器如有故障或者检测不合格等要及时处理,如仪器专管人员不能解决,应及时送修设备科,使其处于完好的紧急备用状态。

(二)仪器、设备安全管理制度

(1)各仪器应设专管人员负责管理。

(2)治疗班护士每天认真清点仪器的数量,消毒擦拭,摆放合理,为确保仪器、设备安全,科室有备用氧气(按氧气安全操作规程)。

(3)数量不符时,当班护士负责查找,未找到时应向上一班护士问明原因。

(4)无特殊情况,仪器一律不外借,如仪器外借或送修时应做好登记工作。

(5)保持病室通风良好,防止仪器、设备散热不良导致故障。

(6)使用过程中,如发现仪器、设备故障,立即停止使用,联系专职人员进行检修(按照仪器、设备故障报修流程进行),科室做好登记。

(7)仪器使用后应进行消毒,使之保持备用状态。

(8)如仪器因使用不当或未按规程使用造成损坏,扣除当月绩效30%~50%(依据护理人员奖惩规定处罚)。

(9)发生仪器、设备相关不良事件按照医疗设备不良事件应急预案进行处理。

(三)仪器保养和维护制度

(1)科室仪器、设备由专人负责保管,应由专门技术人员定时维修及保养。

(2)建立各种仪器的使用维修本,非本科室工作人员不得擅自使用。仪器定位放置,定期检查仪器性能、备件、附件、导联线等是否完整,应有记录。及时维修,保持良好的使用状态。

(3)ICU医务人员应正确使用各种仪器,能够设定各种常用参数,遵从仪器、设备操作规程和使用原则。凡新到本科室的医护人员均需在较熟练掌握仪器操作方法后使用仪器。

(4)使用仪器、设备前详细阅读说明书,做好护理记录,使用前认真检查机器性能,仔细核对各相关参数。

(5)爱护仪器,保持仪器的清洁干净,严禁在仪器上放任何物品,保持仪器处于良好的散热状态。每班清点、清洁仪器并做登记。每周一维护、清洁呼吸机和负压病房过滤网,每周二对有蓄电池仪器进行充电,每月5日前更换治疗仪内灭菌注射用水,每6个月要求空气消毒机厂家人员清洁空气消毒机过滤网。

(6)仪器使用完毕,应检查、清点各种导联线及附件,确保完整、清洁干净,登记并放回原处,开关按钮应尽可能复位。

(7)仪器检修工作以专业工程师为主主导,通过设备科与仪器生产厂家的技术人员保持良好的联系和沟通,定期检查仪器、设备的主体部分和主要部件,调整精度,必要时更换易损部件,为编制修理计划提出依据。

(四)血气分析仪管理制度

(1)每天查看血气分析仪使用状态,登记剩余血气测试片数量,每天擦拭。

(2)每天9:30~9:40行血气分析仪质控,代码996、997,每月由检验科出具分析图表。

(3)如发现血气分析仪参数飘红,应立即停止检测血气,待仪器自动冲洗,参数正常后,才能继续检测。

(4)使用血气分析仪时,按规定程序进行。

(五)手持EDA50移动终端使用管理制度

(1)严格执行交接班制度,夜班交接时,由夜班组长交接仪器专管人员;白班交接时,由白班组长与夜班组长相互交接。交接仪器时,应清点仪器数量,查看仪器性能是否完好。

(2)电量不足时,仪器充电处于备用状态,做好交接登记工作。

(3)工作中规范使用仪器,如在使用过程中出现故障,及时上报仪器专管人员送检维修,上报护士长,做好科室手持EDA50移动终端正常使用运转的协调工作。

(4)仪器专管人员每天对手持EDA50移动终端仪器集中维护、擦拭1次。在使用过程中的手持EDA50移动终端仪器由责任护士负责,用后随时清洁、消毒(消毒方法:仪器专用消毒湿纸巾擦拭)。

(5)仪器系统更新升级,仪器专管人员需做好仪器培训工作,并有培训记录及签字。

(6)不可违规使用手持EPA50移动终端仪器,因违规使用导致仪器损坏或故障,不能正常使用的,经核实后,由责任人照价赔偿仪器。

(六)氧气瓶安全操作规程

(1)各部门必须指定专人负责氧气瓶的管理,氧气瓶的存储、使用、搬运必须贯彻"安全第一,预防为主"的方针,高度重视氧气瓶的安全工作。

(2)氧气瓶在存储、使用时,必须直立放置,工作地点不固定且移动较频繁时,应固定在专用手推车上,防止倾倒,严禁卧放使用。

(3)氧气瓶应放置在通风、阴凉、无腐蚀的专用场所,防止雨淋和日光暴晒,不应接触有电流通过的导体。

(4)氧气瓶严禁靠近火源、热源和电气设备,与明火距离不少于10 m。

(5)氧气瓶瓶阀、管路不得漏气,试漏时可用肥皂水,严禁明火试漏。

(6)退库的空瓶不得全部放空,应留有余压,余压应为2 kg/cm² 左右,至少为0.5 kg/cm²。因此,退库空瓶应逐个检查瓶阀,旋紧后,再旋上瓶帽,方可入库(1 kg/cm²=98.07 kPa)。

(7)使用后的空瓶,应移至空瓶存放区,严禁空瓶与实瓶混存。

(8)不得将瓶内残留的液体倒出,以免挥发引起爆炸。

(9)氧气瓶在搬运中要轻装轻卸,防止震动,装卸时禁止抛、掷、摔及其他容易引起撞击的动作;氧气瓶应装有防震胶圈。

(10)氧气瓶及瓶阀周围严禁接触油脂,不得用沾有油脂及油污的手套、工具去接触氧气瓶。

五十五、信息安全管理制度

(一)计算机安全管理

(1)医院计算机操作人员必须按照计算机正确的使用方法操作计算机系统。严禁暴力使用计算机或蓄意破坏计算机软、硬件。

(2)未经许可,不得擅自拆装计算机硬件系统,若需拆装,需通过网络管理技术人员进行。

(3)计算机的软件安装和卸载工作必须由网络管理员进行。

(4)计算机必须由其合法授权者使用,未经授权者不得使用。

(5)医院计算机仅限于医院内部工作使用,原则上不许接入互联网。因工作需要接入互联网的,需书面向医务科提出申请,经签字批准后,由网络管理员负责接入。接入互联网的计算机必须安装正版的反病毒软件,并保证反病毒软件实时升级。

(6)医院任何科室如发现或怀疑有计算机病毒侵入,应立即断开网络,同时通知网络管理员负责处理。网络管理员应采取措施清除,并向主管院领导报告,并进行备案。

(7)医院计算机内不得安装游戏、即时通信等与工作无关的软件,尽量不在院内计算机上使用来历不明的移动存储工具。

(8)未经部门领导批准,任何人不得改变网络拓扑结构、网络设备的布置和参数的配置。

(二)网络使用人员行为规范制度

(1)不得在医院网络中制作、复制、查阅和传播国家法律法规所禁止的信息。

(2)不得在医院网络中进行国家相关法律法规所禁止的活动。

(3)未经允许,不得擅自修改计算机中与网络有关的设置。

(4)未经允许,不得私自添加、删除与医院网络有关的软件。

(5)未经允许,不得进入医院网络或者使用医院网络资源。

(6)未经允许,不得对医院网络功能进行删除、修改或者增加。

(7)未经允许,不得对医院网络中存储、处理或者传输的数据和应用程序进行删除、修改或者增加。

(8)不得故意制作、传播计算机病毒等破坏性程序。

(9)不得进行其他危害医院网络安全及正常运行的活动。

(三)软件及信息安全管理制度

(1)未经部门领导批准,任何人不得改变网络拓扑结构、网络设备的布置和参数的配置。

(2)不得在医院局域网上利用计算机技术侵占其他用户的合法利益,不得制作、复制和传播妨害医院稳定的有关信息。

(3)禁止在医院局域网上制造传播计算机病毒木马,不得故意引入计算机病毒木马。

(4)在工作时间内,不得在计算机上打游戏、听歌、看电影,以及不得随意下载安装软件。

(5)爱护计算机,下班请按时关闭计算机。

(6)计算机等办公设施均由专人使用负责,使用人应加以爱护,如系人为损坏,则由使用人负责承担维护费用。

(7)计算机及外设所配软件和驱动程序由网络管理员保管,以便统一维护和管理。

(8)管理系统软件由网络管理员按使用范围进行安装,其他任何人不得安装、复制、传播此类软件。

(9)网络资源及网络信息的使用权限由网络管理员按医院的有关规定予以配置,任何人不得擅自超越权限使用网络资源及网络信息。

(10)网络的使用人员应妥善保管各自的密码及身份认证文件,不得将密码和身份认证文件交予他人使用。

(11)任何人不得将含有医院信息的计算机或各种存储介质交与无关人员,不得利用医院数据信息获取不正当利益。

五十六、医务人员工作服清洗管理规定

(1)严格遵守院内重点部门科室的感染预防与控制管理要求。

(2)工作服管理:可穿着普通工作服进入ICU,应保持服装的清洁,每周清洗2~3次。接触特殊患者,如耐甲氧西林金黄色葡萄球菌感染或携带者,或患者可能有血液、体液、分泌物、排泄物喷溅时,应穿一次性隔离衣。

(3)穿鞋套或更鞋:进入隔离病室需穿鞋套或更鞋,不得穿露脚趾的拖鞋。拖鞋每天由保洁员收集,并进行清洗、消毒。

(4)每周清洗工作帽,无菌操作或可能会有体液喷溅时,必须戴一次性帽子。

(5)认真登记科室工作服清洗记录,严格执行科室消毒隔离管理制度。

五十七、医疗垃圾专用袋管理规定

根据《医疗废物分类目录(2021年版)》(国卫医函〔2021〕238号)和《医疗废物专用包装袋、容器和警示标志标准》(HJ 421-2008)的要求,切实做好医疗垃圾专用袋的使用、分类、放置工作,我科现作出如下管理规定。

(1)医疗垃圾专用袋的颜色为淡黄色,颜色应符合《漆膜颜色标准》(GB/T 3181-2008)中Y06的要求,外部可见医疗垃圾警示标志和警告语,生活垃圾袋为黑色袋;严格按《医疗废物分类目录》分类处置使用,严禁医疗垃圾专用袋混用。

(2)ICU均使用医院统一购置黄色医疗垃圾专用袋装置医疗垃圾,生活垃圾使用黑色袋。严禁生活垃圾及私人用品使用黄色垃圾袋,违者按制度规定处理。

(3)刺器盒(黄色)内放置针头、刀片等锐器,满3/4时封口,未满按有效期7天更换,严禁

随意丢弃和与生活垃圾混放。

（4）医疗垃圾专用袋内存放一次性棉签、敷料、输液器、注射器及感染患者使用的废弃物品等医疗垃圾。

（5）医疗垃圾专用袋在正常使用情况下，不应出现渗漏、破裂和穿孔；容积大小应适中，便于操作，配合周转箱（桶）运输。

五十八、ICU门禁管理制度

为保障ICU的安全生产，保证医院感染管理工作有序进行，并结合我科实际情况，特制订此制度。

（1）凡进入ICU人员必须为ICU工作人员，外来者一律不得入内，如因工作需要进入者（本院职工），经我科人员同意后，方可进入，并按照ICU医院感染管理要求着装。

（2）ICU工作人员（包括实习生、外勤人员）由职工通道进入，严格遵守《ICU门禁卡管理制度》。

（3）探视人员从病员通道进入，进入前必须在ICU工作人员的指导下更换隔离衣、戴鞋套、洗手或用快速手消毒剂消毒手。

（4）洗衣房、供应室送消物品等从物流通道进入，由治疗班护士负责门禁管理。

五十九、急救绿色通道管理制度

1. 绿色通道的含义

医院急诊绿色通道指医院在抢救急危重症伤病患者时，为挽救患者生命而设置的畅通的诊疗服务系统。该通道的所有工作人员应对进入绿色通道的伤病员提供快速、有序、安全、有效的诊疗服务。

2. 绿色通道的范围

（1）休克、昏迷、循环呼吸骤停、严重心律失常、急性重要器官功能衰竭致生命垂危等患者。

（2）无家属陪同且须急诊处理的患者。

（3）无法确定身份（如智力障碍者且无人陪同等）且须急诊处理的患者。

（4）不能及时交付医疗费用且须急诊处理的患者。

（5）有其他应当享受绿色通道的情况的患者。

3. 绿色通道的措施

（1）由接诊医师决定患者是否享受绿色通道的服务并上报医务科（非上班时间上报总值班）。

（2）ICU施行24小时连续会诊制度，接到相关科室值班人员急诊会诊请求时，应于10分钟内到达会诊地点。

（3）急危重病员一旦进入绿色通道，应施行"一先一后"（即先救治处置，后办入院交款手续),各有关临床、医技科室(如特检科、检验科、放射科、CT室、药房等)及后勤部门(如电梯、住院收费处等)必须优先为患者提供快捷的服务。

(4)当科室满员时,上报科主任及护士长,电话通知总值班人员,并同时启动ICU绿色通道应急(临时)抢救床单元的抢救设备相关准备工作。

(5)接诊科室遇到重大急救,病员较多时,应立即通知医务科或总值班并同时报告分管院长,以便组织全院力量进行抢救。

(6)出现突发事件(交通事故、中毒及其他重特大突发事件)时,在分管院长的领导下,由医院医务科及总值班进行全面统一指挥、协调安排,全科室必须服从指挥和安排。

六十、医院停车牌管理规定

(1)周一至周五16:00由外勤护工取回ICU停车牌,共5个(51、52、53、54、55)。

(2)周六、周日停车牌由当班组长负责领取,不得延误。

(3)取回的停车牌交至主班,由主班与当班组长负责交接。

(4)停车牌若遗失,追责当班组长,并负责补办。

第二节 重症医学科患者护理十大安全目标落实制度

一、预防中心静脉导管引发的导管相关性血流感染化

(1)建立专业的静脉输液小组,严格遵守无菌操作规范。

(2)触摸、插入、更换或包扎血管内导管前、后,均要洗手或手消毒。

(3)置管或换药时,均要戴无菌手套。

(4)一般选用透明的、半渗透性的聚氨酯贴膜保护穿刺点。如果敷料出现潮湿、松动、卷边时,要及时更换。出汗较多的患者,高温季节、穿刺点有出血或者渗出等情况,应该首选无菌纱布敷料,避免使用透明敷料。

(5)中心静脉导管通常不需常规更换,但发生血管内导管相关感染时,应及时拔除导管。

二、提高患者管道安全性

(1)向患者及家属解释留置各种管道的目的、作用和保护方法,取得其理解和配合。

(2)各种管道固定必须严格按照护理规范并结合患者实际情况选择固定方式,保证管道的放置处于安全位置。

(3)各种管道必须有清晰的标识,注明管道的名称。

(4)烦躁患者要做好手套式的约束,防止患者无意识地拔除管道;特别烦躁的患者应报告医师,做好相应的处理。

(5)护士定时巡视各种管道的接头连接是否紧密,保持管道通畅,固定合理、安全,并且

每班要有记录。

三、提高危重症患者院内转运的安全性

（1）评估危重症患者情况和转运的风险性，采取安全有效的转运方式和措施，使患者安全顺利地转运到目的地。

（2）转运前告知患者/家属转运的目的、方法、可能出现的不适与并发症，取得其理解与配合。

（3）确定转入科室是否做好迎接准备。

（4）运送人员是有经验并受过相关训练的，能在转运途中进行病情观察和及时救治。

（5）确定运送携带的仪器及药品，如呼吸机、监护仪、呼吸囊、吸痰机、氧袋、急救药箱，功能完好、运作正常。

四、提高重症医学科护士执行患者床头抬高角度≥30°的依从性

（1）制订患者床头抬高角度≥30°的操作指引，对护士进行培训，使护士理解其重要性。

（2）制作床头抬高角度的指示牌，为护士抬高患者床头的角度提供准确依据。

（3）定期向护士长汇报执行的情况和发现的问题。

（4）排除标准：

①急性头部创伤。

②可疑或急性脊椎损伤。

③诊断不稳定的骨盆损伤。

④血流动力学不稳定。

⑤患者需俯卧体位。

五、提高危重患者约束安全性

（1）向家属解释约束的原因、必要性、方法及约束产生的不良后果，签订约束患者知情同意书。

（2）评估患者年龄、意识、活动能力、心理状态，以及需要约束部位皮肤和四肢循环状况，选择合适的约束工具及约束方法。

（3）使用约束带时，使患者肢体处于功能位，约束带下垫衬垫，松紧以能伸进一手指为宜。

（4）患者被约束期间，应至少每2小时解除约束带1次，时间为15~30分钟。每隔15~30分钟巡视患者1次，检查约束带的松紧，观察局部皮肤的颜色和血液循环情况。

六、提高人工气道患者吸痰的安全性

（1）根据患者是否出现咳嗽、听诊有无湿啰音、气道压力、动脉血氧分压及血氧饱和度等指征，按需吸痰，减少不必要的操作。

（2）吸痰后要进行肺部听诊，判断是否吸净痰液。若有痰液，隔3~5分钟，待血氧饱和度

回升后再吸。

(3)不应常规使用气道内滴湿化液,可使用人工鼻、加热湿化器进行湿化。

(4)建议使用密闭式吸痰管,尤其适用于:

①氧储备差,开放式吸痰可能导致低氧血症的患者。

②使用高呼气末正压通气的患者。

③呼吸道传染性疾病患者。

七、严格执行手卫生制度

(1)具备足够的非接触性洗手设施和消毒装置,单间每床1套,开放式病床至少每2床1套。

(2)贯彻落实护士手部卫生管理制度和手部卫生实施规范。

(3)落实接触患者前、后洗手。

八、防范与减少危重症患者压疮发生

(1)危重症患者转入ICU时要进行压疮的风险评估,按评分分值1~7评估1次,有病情变化及时评估。

(2)对患者采用定时翻身、使用气床垫、骨突处使用啫喱垫减压等方法预防压疮的发生。

(3)及时申请压疮护理会诊,由经过专业培训的护士负责。

九、提高血管活性药使用的安全性

(1)使用血管活性药时,注射器或输液袋要有高危药物标识。

(2)高浓度的血管活性药禁止从外周静脉输入。

(3)定时观察穿刺部位皮肤情况,及时发现药液外渗。

(4)密切观察患者心率、血压的变化。

十、执行危重症监护单的使用

(1)ICU应该使用监护表格进行护理记录。

(2)护理记录要采用实时、焦点、动态记录的模式,不能再写小综述。

(3)护理文件书写要准确、客观,突出专科特点,反映患者的病情变化及观察要点。

第二章　重症医学科专科护理常规

第一节　重症医学科基础护理常规

1. 环境准备

热情接待患者,保持室内空气新鲜,温度、相对湿度适宜,做好患者及家属的入科宣教。

2. 及时评估

评估内容包括基本情况、主要症状、皮肤情况、阳性辅助检查、各种管道、药物治疗情况等。

3. 急救护理措施

急救护理措施包括快速建立静脉通道(视病情及药物性质调整滴速)、吸氧(视病情调整用氧流量)、心电监护、留置导尿、保暖、做好各种标本采集、协助相应检查等,必要时行积极术前准备。

4. 卧位与安全

(1)根据患者病情采取合适体位。

(2)保持呼吸道通畅,对昏迷患者,应及时吸出口鼻及气管内分泌物,予以氧气吸入。

(3)牙关紧闭、抽搐的患者可用牙垫、开口器,防止舌咬伤、舌后坠。

(4)高热、昏迷、谵妄、烦躁不安、年老体弱及婴幼儿患者,应加用护栏,必要时给予约束带,防止坠床,确保患者安全。

(5)备齐一切抢救用物、药品和器械,室内各种抢救设备保持备用状态。

5. 严密观察病情

专人护理,对患者生命体征、神志、瞳孔、出血情况、末梢循环、血氧饱和度、中心静脉压及大小便等情况进行动态观察;配合医师积极进行抢救,做好护理记录。

6. 遵医嘱给药

施行口头医嘱时,需复述无误方可使用。

7. 保持各种管道通畅

管道应妥善固定,安全放置,防止脱落、扭曲、堵塞;严格无菌技术,防止逆行感染。

8. 保持大小便通畅

对于尿潴留者,采取诱导方法以助排尿,必要时导尿;对于便秘者,视病情予以灌肠。

9. 视病情予以饮食护理

保持水、电解质平衡及满足机体对营养的基本需求,禁食患者可予以外周静脉营养。

10. 基础护理

(1)做好"三短九洁""五到床头",三短指头发、胡须、指甲短,九洁指头发、眼、身、口、鼻、手足、会阴、肛门、皮肤清洁;五到床头指医、护、饭、药、水到患者床头。

(2)晨、晚间护理每天4次,尿道口护理每天2次,气管切开护理每天1次,注意眼的保护。

(3)保持肢体功能,加强肢体被动活动或协助主动活动。

(4)做好呼吸咳嗽训练,每2小时协助患者翻身、拍背,并指导患者进行深呼吸,以助分泌物排出。

(5)加强皮肤护理,预防压疮。

11. 心理护理

及时巡视、关心患者,据情做好与家属沟通工作,建立良好护患关系,以取得患者信任、家属的配合和理解。

第二节 呼吸系统重症护理常规

一、急性呼吸衰竭与急性呼吸窘迫综合征护理常规

急性呼吸窘迫综合征(acute respiratory distress syndrome,ARDS)是指各种肺内和肺外致病因素所致的急性、弥漫性、炎症性肺损伤引起的急性呼吸衰竭,临床上以呼吸窘迫、顽固性低氧血症和呼吸衰竭为特征。

严重ARDS患者使用呼气末正压通气后常会出现呼气末正压通气依赖,如中断呼气末正压通气,即使是吸痰时的短时间中断,也会出现严重低氧血症和肺泡内重新充满液体,需要更大的呼气末正压和较长的时间(>30分钟)机械通气才能使患者恢复到吸痰前的血氧分压水平,宜使用密闭系统进行吸痰和呼吸治疗时保持呼吸机管道的连接状态,避免中断呼气末正压通气。

(一)体位

取半卧位或坐位,趴伏在床桌上,借此提高辅助呼吸肌的功能,促进肺膨胀。

(二)给氧

(1)鼻导管和鼻塞法:氧流量不能大于7 L/min,用于轻度呼吸衰竭和Ⅱ型呼吸衰竭患者。

(2)普通面罩5~8 L/min,用于比较严重的Ⅰ型呼吸衰竭和ARDS患者;非重复呼吸面罩带有储氧袋,氧浓度可高达90%以上,用于严重低氧血症、呼吸状态极不稳定的Ⅰ型呼吸衰竭和ARDS患者;文丘里面罩能提供准确的吸入氧浓度,尤其适用于慢阻肺引起的呼吸衰竭

患者。

(三)病因

(1)肺内:国外最常见的危险因素为误吸胃内容物,国内为重症肺炎。

(2)肺外:休克、败血症、创伤等。

(四)发病机制

ARDS发病机制与全身炎症反应综合征(SIRS)相关,在ARDS发展过程中炎症细胞和炎症介质起着至关重要的作用。肺泡大量积水又可使肺泡表面物质下降,出现小气道陷闭和肺泡萎陷,使功能残气量和有效参与气体交换的肺泡数量下降,因而又称"婴儿肺"和"小肺"。ARDS是多器官功能障碍综合征的最早受累表现,也是最常出现的器官功能障碍表现。

(五)病理

病理变化为肺广泛充血、水肿和肺泡内透明膜形成,包括渗出期、增生期和纤维化期3个病理阶段,又称湿肺。

(六)临床表现

ARDS常在患者受到发病因素攻击后72小时内发生,表现为患者突然出现进行性呼吸困难、发绀,常伴有烦躁、焦虑、出汗,感到胸廓紧束、严重憋气,呼吸窘迫不能被氧疗所改善。早期多无阳性体征或听诊可闻及少量湿啰音,后期听诊可闻及水泡音及管状呼吸音。

(七)辅助检查

胸部X线检查表现以演变快速、多变为特点;动脉血气分析以低血氧分压和低血二氧化碳分压、高pH为典型表现,氧合指数(动脉血氧分压/吸入氧浓度)为最常使用的指标,对建立诊断严重程度分级和氧疗效果评价均有重要意义。氧合指数正常值为400~500 mmHg(1 mmHg=0.133kPa),氧合指数＜300 mmHg就符合ARDS的诊断标准,轻度氧合指数波动在201~300 mmHg,中度氧合指数波动在101~200 mmHg,重度氧合指数≤100 mmHg。

(八)治疗要点

(1)原发病治疗:是ARDS治疗的首要原则和基础。

(2)氧疗。

(3)机械通气:一旦诊断为ARDS应尽早进行机械通气,轻度可试用无创正压通气。

(4)呼气末正压通气:可以使萎陷的小气道和肺泡重新开放,防止肺泡随呼吸周期反复开闭,并可减轻肺损伤和肺泡水肿。呼气末正压通气可增加胸腔正压,减少回心血量,因此使用时应注意对血容量不足的患者应补充足够血容量,但要避免过量而加重肺水肿。从低水平开始,先用5 cmH$_2$O,逐渐增加到合适水平,一般为8~18 cmH$_2$O(1cmH$_2$O=0.098kPa),维持血氧分压＞60 mmHg,而氧浓度＜60%。

(5)小潮气量:设为6~8 mL/kg,防止肺泡过度充气,可允许一定程度的二氧化碳潴留和呼吸性酸中毒,呼吸性酸中毒严重时适当补碱。

(6)液体管理:为了减轻肺水肿,需要以较低的循环容量来维持有效循环,保持双肺处于相对"干"的状态,在血压稳定的前提下,出入液量宜呈轻度负平衡。ARDS早期不宜输入胶体液,内皮细胞受损,毛细血管通透性增加,胶体液可渗入间质,加重肺水肿。大出血患者必须输血时,最好选用新鲜血,用库存1周以上的血时必须加用微过滤器,避免发生微血栓而加重病情。

二、急性肺水肿护理常规

(一)护理评估

(1)评估患者面色、神志情况。

(2)观察患者呼吸、心率、血压、尿量。

(二)护理措施

(1)立即协助患者取端坐位,双下肢下垂,减少回心血量。对端坐呼吸者,可使用床上小桌,让患者扶桌休息。

(2)给予高流量鼻导管吸氧,必要时给予面罩给氧。

(3)建立静脉通道,遵医嘱予以镇静、强心、利尿、血管扩张药。

(4)必要时四肢轮流扎止血带。

(5)呼吸困难患者出现心情烦躁、痛苦、焦虑时,应为患者创造安静、无刺激的环境,和家属一起安慰、鼓励患者,帮助患者树立战胜疾病的信心,稳定患者情绪,以降低交感神经兴奋性,有利于减轻呼吸困难。

(三)健康指导要点

(1)指导患者深呼吸,放松身心。

(2)指导患者和家属不得随意调节输液速度。

(四)注意事项

(1)禁食、禁烟、禁酒。

(2)保证充足睡眠和休息。

(3)使用硝普钠时应避光,现配现用,经输液泵泵入,并控制滴速。

三、支气管哮喘护理常规

(一)护理评估

(1)评估患者的病情、意识、配合程度、文化程度等。

(2)评估病室环境、温度、相对湿度、物品摆放位置等。

(3)观察患者哮喘发作持续时间、气喘程度、呼吸音和哮鸣音的变化。

(二)护理措施

(1)提供安静、洁净,以及温度、相对湿度适宜的环境,取患者舒适体位。

(2)痰液黏稠、出汗多者,应多饮水,每天饮水量保持在2000 mL以上。不吃易导致变态反应的食物,如蟹、虾、鱼、牛奶、蛋等。

(3)保持患者呼吸道通畅,根据患者病情选择合理氧疗;行心电监护,监测血气分析,使血氧分压在60 mmHg以上或血氧饱和度在90%以上。当血二氧化碳分压＞50 mmHg,勿给予高浓度氧气吸入,防止二氧化碳潴留。

(4)遵医嘱应用支气管舒张药、糖皮质激素等,观察药物的疗效和不良反应,如糖皮质激素可导致肥胖、骨质疏松、消化性溃疡等。

(5)行皮肤护理,及时更换衣服和被单,避免潮湿刺激;防止局部组织受压,采取减压措施,注意受压部位的观察与评估,防止压疮的发生。

(6)行心理护理,做好心理疏导,消除患者紧张情绪。

(三)健康指导要点

(1)指导患者识别并避免诱因,知晓哮喘发作的前驱症状。

(2)指导患者掌握正确的药物吸入技术。雾化吸入时,指导患者经口呼吸,通过观察气雾的方向判断是否能真正吸入气道,吸气相时气雾应进入气道,呼气相时气雾喷出至空气中。雾化吸入过程中,观察患者有无心跳加快、心律失常及疲劳等现象,必要时控制吸入时间在10分钟内。使用激素类药物后,应即刻使用清水漱口。

(3)指导患者掌握正确的咳嗽方法,实施有效咳嗽。

(四)注意事项

(1)判断支气管哮喘的诱因,避免患者接触变应原,避免剧烈运动及冷空气刺激,避免使用阿司匹林和非甾体抗炎药,慎用β受体阻滞剂以免诱发哮喘。

(2)重症哮喘患者由于存在摄水量不足,加之过度呼吸及出汗,常存在不同程度的脱水,进而使呼吸道严重脱水,痰液黏稠不易咳出,影响通气功能。补液有助于纠正脱水、稀释痰液,一般情况每天输液量为2000 mL以上,并根据患者心脏及脱水情况,及时调节输液滴速,保证液体的输入。

四、慢性阻塞性肺疾病急性加重期护理常规

(一)护理诊断

(1)气体交换受损:与气道阻塞、通气不足、呼吸肌疲劳、分泌物过多和肺泡呼吸面积减少有关。

(2)清理呼吸道无效:与分泌物增多而黏稠、气道湿度降低和无效咳嗽有关。

(3)焦虑:与健康状况的改变、病情危重、经济状况有关。

(4)营养失调:摄取营养低于机体需要量与食欲减退、摄入不足、腹胀、呼吸困难、痰液增多有关。

(5)活动无耐力:与疲劳、呼吸困难、氧供与氧耗失衡有关。

(二)护理措施

1. 休息与活动

中度以上慢性阻塞性肺疾病急性加重期患者应卧床休息,护士协助患者采取舒适体位;极重度患者应采取身体前倾位,使用呼吸机轻重呼吸。视病情轻重安排适当的活动,以不感到疲劳、不加重症状为宜。室内保持合适的温度、相对湿度,冬季注意保暖,避免直接吸入冷空气。

2. 病情观察

观察患者咳嗽、咳痰及呼吸困难的程度,监测动脉血气分析,以及水、电解质和酸碱平衡情况。

3. 氧疗护理

呼吸困难伴低氧血症者,遵医嘱给予氧疗。一般采用鼻导管持续低流量吸氧,氧流量1~2 L/min,应避免吸入氧浓度过高而引起二氧化碳潴留。提倡长期家庭氧疗,氧疗的有效指标:患者呼吸困难减轻、呼吸频率减慢、发绀减轻、心率减慢、活动耐力增加。

4. 用药护理

遵医嘱应用抗生素、支气管舒张药和祛痰药,注意观察疗效及不良反应。

5. 呼吸功能锻炼

慢性阻塞性肺疾病患者常通过增加呼吸频率代偿通气不足,从而缓解呼吸困难。这种代偿多数依赖于呼吸机辅助呼吸,即胸式呼吸。然而,胸式呼吸的效能低于腹式呼吸,患者容易疲劳。因此,护士应指导患者进行缩唇呼吸、膈式或腹式呼吸,以及使用吸气阻力器等呼吸训练,以加强胸、膈呼吸肌的肌力和耐力,改善呼吸功能。

(1)缩唇呼吸:患者闭嘴经鼻吸气,然后通过缩唇(吹口哨样)缓慢呼气,同时收缩腹部。吸气与呼气时间比为1:2或1:3。缩唇的程度与呼气流量以能使距口唇15~20 cm处、与口唇等高水平的蜡烛火焰随气流倾斜但不至于熄灭为宜。

(2)膈式或腹式呼吸:患者可取立位、平卧位或半卧位,两手分别放于前胸部和上腹部。用鼻缓慢吸气时,膈肌最大程度地下降,腹肌松弛,腹部凸出,手感到腹部向上抬起。呼气时,经口呼出,腹肌收缩,膈肌松弛,膈肌随腹腔内压增加而上抬,推动肺部气体排出,手感到腹部下降。

每天训练3~4次缩唇呼吸和腹式呼吸,每次重复8~10次。腹式呼吸会增加体力消耗,因此只能在疾病恢复期或出院前进行训练。

(3)保持呼吸道通畅:

①湿化气道:痰多黏稠、难以咳出的患者需多饮水,以达到稀释痰液的目的。也可遵医嘱每天进行超声雾化吸入。

②有效咳痰:如晨起时咳嗽,排出夜间聚集在肺内的痰液,就寝前咳嗽排痰有利于患者的睡眠。咳嗽时,患者取坐位;咳嗽后,进行放松性深呼吸。

③协助排痰:协助患者进行胸部叩击和体位引流,有利于分泌物的排出。

(4)用药护理:注意观察药物疗效和不良反应。

①止咳药:喷托维林是非麻醉性中枢镇咳药,不良反应有口干、恶心、腹胀、头痛等。

②祛痰药:溴己新偶见恶心、转氨酶水平增高,消化性溃疡者慎用。盐酸氨溴索是润滑性祛痰药,不良反应较轻。

(5)病情观察:密切观察患者咳嗽、咳痰的情况,包括痰液的颜色、量及性状,以及咳痰是否顺畅。

①去除焦虑的原因:慢性阻塞性肺疾病患者因长期患病、社会活动减少、经济收入降低等因素失去自信,易形成焦虑和抑郁的心理状态,部分患者因此不愿意配合治疗,护士应帮助患者消除导致焦虑的原因。

②帮助患者树立信心:护士应针对患者及其家属对疾病的认知和态度,以及由此引起的心理、性格、生活方式等方面的改变,与患者和家属共同制订和实施康复计划,消除诱因,定期进行呼吸肌功能锻炼,坚持合理用药,减轻症状,增加战胜疾病的信心。

③指导患者放松技巧:教会患者缓解焦虑的方法,如听轻音乐、下棋、做游戏等娱乐活动,以分散注意力,减轻焦虑。

(三)出院指导

(1)保持室内空气新鲜,定时开窗通风,室内定期进行空气消毒,戒烟,冬天注意保暖,防止受冻感冒。

(2)注意口腔、皮肤清洁,勤洗漱。

(3)痰多者尽量将痰咳出,痰黏稠者可适当服用祛痰药等稀释痰液,年老体弱者可协助翻身或轻拍背部帮助排痰。

(4)每天有计划地进行运动锻炼,如散步等,以不感到疲劳为宜。

(5)出院后,如症状加重、痰量及性质改变,应及时就诊。

五、预防呼吸机相关性肺炎护理常规

(1)加强病房管理,保持病室空气新鲜。

(2)对卧床、昏迷患者要加强护理,定时翻身、拍背,促进排痰,避免坠积性肺炎的发生。

(3)对于呼吸机、超声雾化器,以及氧气装置等与呼吸系统吸入性治疗有关的一切器具都要采取严格消毒措施。

(4)医护人员给患者检查、治疗、操作前应认真洗手,避免交叉感染。接触有传染性疾病的患者时,采取隔离措施。

(5)痰培养标本采集方法:嘱患者用清水漱口以清洁口腔,然后用力咳出气管深处的痰液,盛于无菌痰杯内。为人工辅助呼吸者吸痰时,戴无菌手套,痰液收集器分别连于吸引器与吸痰管,按吸痰法吸入2~5 mL痰液于痰液收集器内。

附：呼吸机相关性肺炎预防的护理

(1)严格执行手卫生措施。

(2)加强口咽腔护理。

(3)重视气道湿化。

(4)定时监测气囊压,宜为25~30 cmH$_2$O。

(5)持续声门下吸引。

(6)严格管理呼吸机管路。

(7)患者维持半坐卧位,定时翻身。

(8)正确有效地吸痰。

(9)监测胃液pH及胃残留量。

(10)每天唤醒。

(11)预防深静脉血栓。

六、俯卧位通气护理常规

1. 操作前物品准备

液体敷料、脂肪垫、硅酮胶敷料、水手套、翻身枕。

2. 操作前皮肤准备

(1)用温毛巾对患者脸部、胸部、腹部、双下肢进行清洁,之后将液体敷料喷在患者脸部(用手遮住眼睛防止喷到眼睛里)、胸部、双膝,反复进行3次以上。

(2)在患者两侧脸颊、胸部高点受压处,双膝部位贴好硅酮胶敷料,在胸部位置放脂肪垫。

3. 俯卧位前管路护理

捋顺各条管路,避免俯卧位时受压或因长度不够导致脱出,引流管需要夹闭以防止发生反流。

4. 俯卧位操作过程

(1)操作人员应不少于5人,1人在头部保护气道,两侧各站2人协同翻身。

(2)翻身时需要关注患者生命体征变化。

(3)翻身时需要关注静脉通道的通畅程度,切勿因管路打折而影响泵入药。

(4)翻身时注意保护各条引流管,防止因牵拉而脱出。

(5)翻身结束再次检查管路通畅程度,避免受压或打折;打开引流管,动脉压力调零。

5. 俯卧位患者体位护理

(1)俯卧位患者头偏向一侧,同时用翻身枕垫起患者同侧肩膀,患者对侧肩膀下方放置水手套;患者双上肢屈曲位保持功能位,并适当约束防止患者双手触及管路。

(2)腹平者不用垫枕头;腹部膨隆者要在髋部垫软枕使腹部悬空,以免影响膈肌下降进而影响呼吸。

(3)双小腿处放置翻身枕,将双足悬空以保证双足的功能位。

(4)男性患者阴囊处用水手套保护。

(5)每间隔2小时进行更换体位,需要1人保护气道,2人分别在两侧床旁,抬起患者肩膀,将头转向另外一侧,并观察皮肤情况,做好护理记录(首次进行俯卧位通气或结束俯卧位通气均需要注明,同时需要医师联合签名)。

七、气道湿化护理常规

(1)保持室温20~24℃,相对湿度60%~70%,减少探视,加强通风,保持室内空气清新、洁净。

(2)加强气道湿化,保持气道湿润,防止痰液干燥、结痂,根据痰液性状,及时调整湿化量。向清醒患者讲述气道湿化的意义,取得患者主动配合。

(3)鼻导管吸氧的患者使用一体式吸氧装置湿化、吸氧。

(4)氧动力面罩吸氧的患者使用一体式吸氧装置湿化、吸氧,必要时在氧动力罐中加入灭菌用水或雾化液湿化、吸氧。

(5)气管切开患者进行机械通气时,按气管切开患者护理常规护理。

(6)气管切开患者脱机时,使用一体式吸氧装置及人工鼻湿化、吸氧。

(7)气管插管患者进行机械通气时,按气管插管患者护理常规护理。

(8)气管插管患者脱机时,使用一体式吸氧装置及氧动力面罩连接Y型接头湿化、吸氧,氧动力罐中加入灭菌用水或雾化液持续湿化。

(9)做好患者血氧饱和度、心率、血压、血气分析等指标的监测。

八、有创机械通气护理常规

有创机械通气是危重患者重要的生命支持手段,可以维持呼吸肌的正常状态,从而改善患者的氧和二氧化碳潴留状况,以减少并发症、降低死亡率。

(1)呼吸机在使用前应由呼吸治疗中心检查工作性能及运转情况,用模肺与呼吸机连接,试行通气,保证呼吸机处于正常备用状态。

(2)呼吸机各管路、接头、湿化器等在使用前均应经呼吸治疗中心统一清洗、消毒。正确连接呼吸机管路,呼出端安装呼吸过滤器,湿化罐内应用密闭式输液器添加无菌注射用水,输液器每周更换1次(随呼吸机管路更换)。

(3)将呼吸机置于患者床头,呼吸机下准备容积500 mL的小桶,内放置250 mg消毒泡腾片2片(用少量水溶解),用于收集积水瓶内的水,每天夜班倾倒,更换消毒溶液。

(4)接通压缩空气气源,开启主机和湿化装置,由医师设定呼吸机的呼吸模式及各参数,并再次确认呼吸机工作正常。

(5)与患者的人工气道正确连接,同时开启加温装置,并妥善固定呼吸机管路,给患者头部活动留有余地,防止管路牵拉,保证患者人工气道的安全。

(6)注意使呼吸机管路的位置低于人工气道,且回路端的集水罐处于最低位置,以进行有效的冷凝水引流,及时倾倒集水罐中的冷凝水,以减少呼吸机相关性肺炎的发生。

(7)护士应及时、准确地记录呼吸机的工作参数,密切观察呼吸机的工作状态,确保其正常工作。

(8)监测患者生命体征的变化,特别是呼吸情况和血氧饱和度的变化。

(9)报警信号就是呼救,呼吸机报警后要立即了解报警原因并做出相应的处理,同时将信息及时、有效地传递给医师。

(10)护士要随时进行两侧肺部呼吸音的听诊,注意呼吸情况及肺部痰液情况,以便于及时处理。

(11)护士要随时保持呼吸道的通畅,及时为患者吸痰,严格按照吸痰程序进行操作。

(12)除吸痰时,护士需调节吸入氧浓度外,呼吸机的参数必须由医师设定及调节;若参数有变动,医师应立即通知护士记录,护士在工作中发现呼吸机参数有变动时,也应及时向医师求证并记录。

(13)在治疗过程中,遵医嘱正确抽取动脉血进行血气分析,以了解患者的气体交换功能是否改善。

(14)床旁备有呼吸器及氧气吸入装置,病房应备有一定数量的备用呼吸机。

(15)若呼吸机突然发生故障,应立即将患者的人工气道与呼吸机脱离,用简易呼吸器为患者进行人工呼吸,并通知医师检查、处理故障或更换备用呼吸机。

(16)应在建立人工气道前向患者或家属解释使用呼吸机的目的及安全性,以取得配合和合作,必要时采取适当而必要的约束措施,保证治疗的有效性及患者的安全。

(17)护士应采取一些有效的交流方式和示意方法,如写字板、认字板、图示,以方便患者表达自己的想法和要求,实现护患间的有效沟通交流。

九、气管插管护理常规

气管插管是解除上呼吸道梗阻、保证呼吸道通畅、抽吸下呼吸道分泌物和进行辅助呼吸的有效方法。危重患者发生重症呼吸衰竭、痰多、排痰困难、呼吸表浅、有肺泡通气障碍等情况均可应用。通常在进行人工呼吸的紧急情况下行气管插管,以保证气道通畅、减少无效腔、增加通气量,便于吸痰及气管内给药,昏迷患者可避免呕吐物吸入气管。

(一)术前护理

(1)准备好喉镜、带充气囊导管、衔接管、导管管芯、牙垫、喷雾器、吸引装置、正压通气的麻醉机或呼吸机及氧气。

(2)向患者及家属解释气管插管的过程、意义、注意事项和可能出现的问题等,以取得合作。

(二)术后护理

(1)密切观察患者病情变化,如意识、体温、脉搏、呼吸及血压的波动情况,并准确记录。

(2)气管插管后,应检查并记录气管插管放置的深度,必要时听诊双肺的呼吸音是否对称,并正确固定好插管。经口气管插管应使用牙垫,以免患者咬闭气管插管引起通气障碍。每天更换固定插管的胶布,并将插管从一侧口角移向另一侧,以免长期压迫引起口角溃疡、糜烂。

(3)注意病室内温度、相对湿度的变化及气道的湿化情况,防止气管内分泌物黏稠结痂,影响呼吸道通畅。

(4)插管刺激会使气道分泌物增多时,应及时吸痰。

(5)严格无菌操作,注意保护性隔离,操作前后清洗双手,防止发生交叉感染。

(6)必要时加床挡,约束患者双手,避免患者清醒后因不能耐受而将插管拔除。

(7)留置时间不宜过长,一般为3~7天,经鼻插管可留置7~14天,可根据患者的耐受情况适当延长,以不引起喉头损伤或水肿为宜。痰液黏稠、位置较深而不易吸出时,应考虑气管切开。

(8)气管插管后,患者无法说话、烦躁不安,护士应多安慰、关心患者,了解患者所需,也可使用纸笔或事先写好的便条进行护患沟通,取得患者的理解与合作。

(9)喉阻塞及下呼吸道分泌物堵塞症状基本解除后,可以考虑拔管,在拔管的48小时内应密切注意患者呼吸状况,并准备一套同型气管套管和气管切开器械以备用。

十、气管切开护理常规

气管切开是切开颈段气管前壁,使患者通过新建立的通道进行呼吸的一种手术。通过气管切开,可以防止或迅速解除呼吸道梗阻,以取出不能经喉取出的较大的气管内异物,增加有效通气量,也便于吸痰、气管内滴药、加压给氧等。

(一)术前护理

(1)准备好气管切开器械包、吸引器、吸痰管、吸氧装置、无菌刀片、局部麻醉药(利多卡因)、注射器、聚维酮碘、缝针、缝线、小枕头(毛巾垫)、地灯、气管插管、气管镜,以及各种抢救药品。

(2)向患者及家属解释气管切开的过程、意义、注意事项和可能出现的问题等,以取得合作。

(二)术后护理

(1)密切观察患者病情变化,如意识、体温、脉搏、呼吸及血压的波动情况,并准确记录。

(2)观察伤口情况,防止出血。

(3)保持套管通畅:专人护理,及时清理分泌物,内套管应定时清洗、消毒以防分泌物堵塞或导致逆行感染。内套管清洗的方法:用清洁小毛刷充分刷净内、外管壁后,再用聚维酮碘原液完全浸泡30分钟,也可备好同一型号内套管,刷洗干净后送供应室进行灭菌处理,在取出污染套管时,即刻放入已灭菌的内套管。内套管清洗次数应视分泌物的多少而定。如套管不配套,外管过长时,外套管管口容易被分泌物或干痂堵塞,此时应重新调换合适的套管。

(4)保持下呼吸道通畅:术后再度出现呼吸困难,应考虑下呼吸道堵塞的可能性,多由分泌物过多、过稠而不易咳出,或过分干燥,使分泌物在气管内结成痂皮引起,应及时吸出痂皮,必要时可经支气管镜钳取痂皮。严格无菌操作,注意保护性隔离,操作前、后清洗双手,防止发生交叉感染。

(5)注意病室内温度、相对湿度的变化及气道的湿化情况,保持室内温度为18~20℃,相对湿度为60%~70%,以防止气管内分泌物黏稠结痂,影响呼吸道通畅。

(6)防止伤口感染:由于分泌物的刺激,术后伤口易受感染。因此,术后应每天消毒伤口并更换喉垫。及时发现可能导致气管套管脱出的因素,防止脱出,如套管过短、气管切口过低或过长、颈部肿胀、固定带过松或松脱、剪口纱布过厚,以及换管时,不慎将外套管一并带出。

(7)气管切开后,患者无法说话、烦躁不安,护士应多安慰、关心患者,了解患者所需,也可使用纸笔或事先写好的便条进行护患沟通,取得患者的理解与合作。

(8)喉阻塞及下呼吸道分泌物堵塞症状基本解除后,可以考虑拔管,在拔管的48小时内密切注意患者呼吸情况,并准备一套同型气管套管和气管切开器械以备用。

(三)主要护理问题

(1)有出血的危险:与气管切开手术伤口有关。

(2)清理呼吸道无效:与痰液黏稠不易咳出有关。

(3)有感染的危险:与气管切开手术伤口有关。

(4)知识缺乏:与不了解气管切开的相关知识有关。

十一、人工鼻护理常规

1. 环境

提供清洁、安静、舒适、空气流通的病房,室温维持在22~24℃,相对湿度维持在50%~60%。人工鼻可使气道温度保持在29~32℃,相对湿度达到80%~90%,从而维持患者较好的舒适度。

2. 保持管路通畅

妥善固定人工鼻,保持人工鼻与气管导管连接紧密,防止脱落和漏气,防止管路折叠受压。

3. 维持患者床头高度

床头抬高30°~45°,以利于气道分泌物的排出,预防坠积性肺炎。定时协助患者翻身、拍背,促进痰液的排出,同时可配合雾化吸入治疗。

4. 维持呼吸道通畅

加强气道的管理和监测,及时吸痰、清理气道分泌物,检查气道是否被痰液堵塞。当人工鼻被堵塞时,可引起气道内压上升,导致肺顺应性降低和气道抵抗性上升。堵塞时,患者表现为呼吸困难、发绀、烦躁不安、血氧饱和度下降等,一旦发生应该及时更换。

5. 注意事项

(1)严格无菌操作,操作前、后洗手,避免交叉感染。

(2)选择吸痰管时,其大小为气管套管的1/2。

(3)在吸痰过程中,注意观察患者的面色、心率、血氧饱和度变化。

(4)注意观察痰液形状,若痰液黏稠或形成痰痂提示湿化不足,会加重肺部感染;若痰液稀薄呈水样提示湿化过度,会加重护理工作,同时也给患者增加了不必要的吸痰次数。

(5)监测湿化效果,防止缺氧和窒息,人工鼻内壁可见的水珠越多,证明湿气产出量高,湿化效果好。

十二、人工气道护理常规

人工气道是将导管经鼻、口插入气管或气管切开所建立的通道,完善的人工气道管理是预防呼吸系统并发症的重要护理措施。人工气道管理的质量直接影响患者通气的效果及预后。护理人员必须熟练掌握需要建立人工气道患者的护理措施,才能最大限度减少人工气道创口感染和管路堵塞、肺部感染等并发症,防止人工气道意外情况的出现,保障呼吸机治疗疗效,提高抢救成功率。

(一)人工气道分类

(1)经口气管插管。

(2)经鼻气管插管。

(3)气管切开。

(二)人工气道适应证

1. 经口气管插管的适应证

符合人工气道的适应证,而口腔无任何疾病的患者。

2. 经鼻气管插管的适应证

符合人工气道的适应证,不能耐受经口气管插管、口腔手术等患者。

3. 气管切开的适应证

(1)有口腔、咽部疾病及行手术治疗者。

(2)需要引流下呼吸道分泌物者。

(3)需永久依靠呼吸机辅助呼吸的患者。

(4)插管时间过长的患者。

(三)人工气道护理

(1)妥善固定人工气道,预防意外拔管:

①正确固定气管插管和气管切开导管,固定牢固、松紧适宜,每天检查并及时更换固定胶布和固定带。

②气管插管的固定方法:取一条长25 cm、宽2.5 cm的弹性棉柔胶带,边缘留5 cm,其余部分对半剪开,上面一条固定于嘴唇,剪掉1 cm,固定的部位离嘴角1 cm,上面贴于嘴唇,下面固定气管插管,再次确认置管深度。

③气管切开导管的固定方法:固定带应系2~3个死结并系紧,与颈部的间隙以一横指为宜,每天检查固定带的松紧度,固定带应选择质地较好的没有弹性的带子,切记用绷带;固定时,需要在颈后垫一块大纱布,两旁垫两小块小纱布,以免压坏患者的皮肤;在气管切开后前3天可适当加强固定带的紧度,但要随时检查颈部皮肤的血运情况。

(2)保持患者面部随时清洁,以防止汗水、分泌物或脸部动作降低胶布的附着度。

(3)每4小时检查气管插管的深度及气囊压力1次,并记录。气囊压力的正常范围是25~30 cmH$_2$O。

(4)对于烦躁或意识不清的患者,使用约束带适当约束患者双手,以防止患者自主拔管,同时遵医嘱适当应用镇静药。

(5)呼吸机管道不宜固定过牢,应给患者头部留出足够的活动范围;为患者翻身时,应将呼吸机管道从固定架上取下,以免被牵拉而脱出。

(6)预防下呼吸道的细菌污染,在进行与人工气道有关的各种操作前、后,要按"七步洗手法"洗手。

①吸痰时,严格执行无菌操作,戴无菌手套,使用一次性无菌吸痰管和无菌生理盐水。

②实施正确的吸痰方法,及时、彻底地清除呼吸气道内的分泌物,防止分泌物坠积、干结、脱落而阻塞气道。

③认真做好口腔护理,每天2次,必要时增加口腔护理次数。口腔护理时,要观察患者口腔黏膜的情况,注意有无黏膜损伤、有无异味。

④气管切开患者换药时,使用泡沫敷料或无菌剪口纱,吸收溃疡患者伤口处的分泌物,每天更换1次。如气管切开伤口处渗血、渗液或分泌物较多时,随时更换,换药时应注意保护气管切开管,以免不慎脱出。

⑤为防止气道分泌物潴留,促进分泌物的清除,可采取体外引流、胸部叩击、刺激咳嗽等物理治疗法。

⑥对于留置胃管的患者,定期检查胃管插入深度并注意床头抬高角度>30°,防止胃食管反流引起误吸。

(7)预防医源性污染:

①患者使用的呼吸治疗管路及装置要固定使用。

②呼吸机湿化罐内应用密闭输液器添加灭菌注射用水,输液器每周更换1次,随呼吸机管路更换。

③一体式吸氧装置每3天更换1次。

④呼吸机和雾化管道应每周更换、消毒1次。

⑤储存呼吸治疗装置时,应保持干燥,包装完整,保持密闭性及外层的清洁。

(8)加强人工气道的保温、湿化管理,以替代上呼吸道的保温湿化功能。

①机械通气时,应将呼吸机的湿化器打开,使吸入的气体温度保持在35~37℃,注意及时添加灭菌注射用水。

②遵医嘱定时为患者做超声雾化吸入或持续雾化吸入,根据病情需要加入治疗性药物,利于痰液排出和降低气道阻力。

③若痰液过于黏稠,位置较深,吸引困难,且患者呛咳良好,可在吸痰前向呼吸道内注入5%碳酸氢钠溶液2~5 mL(在患者吸气时,沿人工气道壁快速注入)稀释痰液,以利于吸出。

(9)护理人员应加强与患者的交流沟通:

①除工作需要外,护士不要离开患者身边,以增加患者的安全感。

②护士离开患者时,应将呼叫铃放置于患者手中,并教会其如何使用。

③护士应经常关心、询问患者,以及时了解患者的不适。

④护士应采取一些有效的交流方式和示意方法,如写字板、认字板、图示等,了解患者的想法和要求。

十三、气胸护理常规

任何原因使胸膜破损,空气进入胸膜腔都称为气胸。胸膜内压力升高,甚至负压变正压,使肺脏压缩,静脉回心血流受阻,产生不同程度心、肺功能障碍。气胸分为闭合性、开放性、张力性。临床表现为胸闷、呼吸困难、发绀、气管及心脏向健侧移位、伤侧听诊闻及呼吸音弱等,张力性气胸常有休克、重度呼吸困难、发绀、颈部皮下及纵隔气肿明显。

术后护理措施如下:

(1)体位:患者清醒后半卧位,鼓励患者咳嗽,促使肺复张。

(2)观察出血倾向:保持胸腔引流管通畅(见本节"十四、支气管肺癌术后护理常规"中"5.胸腔闭式引流的护理"的内容)。

(3)预防肺不张:采用呼吸治疗,术后第1天晨始给予雾化吸入、拍背咳痰,指导患者练习深呼吸、吹气球。

(4)饮食:患者清醒后进流食,翌日进普食,食物应易消化、高蛋白、高营养、富含维生素及纤维素。

(5)给予适量镇痛药,保证患者休息。

十四、支气管肺癌术后护理常规

肺癌是最常见的肺原发性恶性肿瘤,绝大多数肺癌起源于支气管黏膜上皮,因此又称支气管肺癌。支气管肺癌一般指肺实质部的癌症,通常不包括含其他肋膜起源的中胚层肿瘤,或者其他恶性肿瘤,如类癌、恶性淋巴瘤或其他来源的转移肿瘤。早期临床表现为干咳、咯血、低热、胸痛、气短,易被忽视;晚期可出现剧烈胸痛、声嘶、上腔静脉受压综合征等因侵犯不同部位而出现的不同症状。

1. 密切观察病情变化

(1)观察患者的神志、面色、末梢毛细血管循环情况:末梢毛细血管充盈时间长、局部发绀及皮温低常提示组织灌注不良;每10~30分钟测生命体征1次,病情平稳后1~2小时测量1次。

(2)遵医嘱维持患者血压在安全范围:如血压增高可能是疼痛、缺氧、输血或补液过快导致;血压下降可能为容量不足、心功能不全、心律失常。

(3)监测心率:一般在80~100次/分,心率过快可能由疼痛、出血引起。

(4)监测体温:体温测量频率为4次/天。

以上各生命体征及血流动力学指标应以患者个体情况确定正常范围,如有异常,应及时查明原因,对症处理。

2. 体位

患者未清醒时平卧,头偏向一侧;清醒后半卧位,床头抬高30°~50°,使膈肌下降,增加肺活量,有利于气体交换、引流,同时防止误吸;全肺切除术后禁止完全侧卧位,多取半卧位,协助其经常变换体位活动肢体,以防肺栓塞。

3. 全肺切除术后夹闭胸腔闭式引流管

严密观察患者健侧呼吸音及气管位置,保持健侧呼吸音清晰、颈部气管居中,严防健侧痰液滞留或肺不张。若发现气管向健侧偏移,应及时报告医师。采用开放闭式引流,适当排放胸腔积液,防止因术侧胸腔积血、积液过多,致使纵隔移位、健肺受压,进而导致呼吸循环障碍。胸腔积液一次排放量不得超过800 mL,且速度要慢。

4. 呼吸治疗

术后给予患者鼻导管吸氧3~5 L/min,至生命体征平稳。从第1天早晨开始,护士协助拍背咳痰,指导患者练习深呼吸。咳痰时,保护伤口、减轻疼痛,护士站在患者非术侧,伸开双手,五指合拢,越过中线,双手分别置于患者胸部前、后,压紧伤口,待患者咳嗽时稍加用力。可按压胸骨上窝处气管,以刺激咳嗽排痰,必要时给予经鼻气管内吸痰。遵医嘱给予雾化吸入,必要时协助患者采用吹气球或呼吸训练仪等方式进行呼吸功能锻炼。

5. 胸腔闭式引流的护理

(1)目的:使气体、液体、血液、脓液从胸膜腔排出;重建胸膜腔正常的负压,促进肺复张,平衡左、右胸膜腔的压力,预防纵隔移位。

(2)工作原则:妥善固定,防止管路意外脱出,保持管路的密闭性、通畅性。

(3)置管部位多遵循以下原则:

①排出气体:胸管置于患侧锁骨中线外侧第2肋间。

②引流液体:胸管置于患侧第7~8肋间,腋中线或腋后线。

③引流脓液:胸管置于脓腔最低点。上肺叶切除术患者放置2根胸管,上面排气,下面排液;全肺切除术患者胸管夹闭。

(4)正确连接引流装置:使用前检查引流装置的密闭性能,保持连接处紧密,防止滑脱。维持引流装置密封,长管在液面下2~3 cm,更换时夹闭胸管并倒入无菌生理盐水500 mL。

(5)水封瓶位于胸部以下60~100 cm,保持直立,禁止高于胸部。在患者翻身活动时,应防止胸管受压、打折、扭曲、脱出,保持胸管通畅;下床活动时,嘱患者从术侧下床,引流瓶的位置应低于膝盖且保持平衡,保证长管没入液面下;外出检查前,须将引流管夹闭,以防胸引瓶位置过高造成液体反流,漏气明显的患者不可夹闭胸管,以免造成张力性气胸。

(6)注意评估患者生命体征及病情变化:观察引流液颜色、性质、量,正常者术后5小时内每小时引流液量少于100 mL,5~24小时引流液量少于500 mL,颜色由鲜红色逐步变为淡红色。若出血量每小时多于100 mL,呈鲜红色,有血凝块,同时伴有脉搏增快,提示可能存在活动性出血,应及时通知医师,并观察患者血压、心率、尿量及意识变化,保持胸腔闭式引流管通畅,遵医嘱加快补液速度及使用止血药,必要时做好剖胸探查的准备,观察长管内水柱波动。正常情况下,水柱随呼吸上下波动,无波动或波动幅度大于6 cm应及时评估;评估胸腔闭式引流管有无气泡溢出,以判断胸腔闭式引流装置是否漏气;引流管周围有无皮下气肿;观察伤口敷料有无渗出液,保持伤口敷料的清洁、干燥。

(7)保持引流管通畅,定时挤压引流管,若引流液量多或有血块则按需正确挤压,防止堵塞;如接有负压装置,吸引压力控制在1.5~2.0 kPa,过大的负压会引起患者胸腔内出血及疼痛。

(8)准确记录24小时引流量。

(9)水封瓶打破或接头滑脱时,要立即夹闭或反折近胸端胸引管,防止空气进入胸腔;若引流管自胸壁伤口脱出,应立即用手顺皮肤纹理方向捏紧引流口周围皮肤(注意不要直接接触伤口),并用凡士林纱布封闭伤口,同时立即通知医师进行进一步处理。

(10)拔管指征:48小时后,肺完全复张,12小时内引流液量少于50 mL,无气体排出,水柱无波动,听诊闻及呼吸音清晰,即可拔管。拔管后,用无菌油纱布堵塞引流口,以防气胸。同时,注意观察有无呼吸困难、皮下气肿、伤口渗液及出血,有异常时通知医师。

6. 镇痛

患者自控镇痛或应用肌内注射哌替啶50 mg,泵入微量吗啡、口服镇痛药等方法。

7. 维持水、电解质平衡

补液应24小时匀速滴入,保持出、入液量平衡。肺叶切除(全肺切除)、婴幼儿、老年、心肺功能不全患者应控制输液速度,限制钠盐输入量,防止肺水肿。

8. 饮食

术后翌日晨间,患者可进少量清淡流食,根据患者情况逐渐过渡为普食。

9. 活动

患者清醒后在护士指导下进行臀部、躯干、四肢的轻度活动,术后翌日进行肩臂活动,防止失用综合征,鼓励患者用术侧手臂取物,并早期下床活动。

10.保持排便通畅

必要时给予患者缓泻剂,以防止用力排便而增加心肺负担,导致呼吸困难,甚至心律失常。

十五、胸膜外全肺切除术后护理常规

胸膜外全肺切除术主要用于治疗胸膜和肺同时存在广泛病变,通过完整切除病侧壁层胸膜及全肺达到彻底切除病灶而采取的一种手术方式。

(一)评估要点

(1)评估患者身份信息、手术名称、部位、检查切口包扎、留置管路、意识状态、生命体征、皮肤等情况。

(2)了解患者术中失血及补液情况。

(3)观察患者呼吸节律及胸腔闭式引流液的性质、量、色。

(二)护理要点

(1)按胸外科护理常规及麻醉后常规护理。

(2)密切监测患者生命体征,每15分钟观察患者脉搏、呼吸、血压变化。收缩压大于150 mmHg或小于80 mmHg,心率大于100次/分或小于60次/分、血氧饱和度低于90%,要严密监测,尤其是血氧饱和度变化,可观察口唇、指(趾)端末梢血管循环情况。

(3)严格卧床休息,生命体征平稳后床头抬高30°~45°,术后患侧卧位抬高45°,避免健侧卧位,防止纵隔摆动。

(4)遵医嘱严格限制入液量每天1000~2000 mL,准确记录出、入液量,输液滴速控制在20~40滴/分,中心静脉压保持在6~12 cmH$_2$O,注意观察有无肺水肿及心力衰竭的发生。

(5)保持呼吸道通畅,湿化气道,每2小时翻身、拍背1次,鼓励咳痰,促进肺复张,保持患者全身皮肤完好,使用气垫床、翻身枕。

(6)严格无菌操作,每天病房定时进行空气消毒,防止误吸,减少呼吸机相关性肺炎的发生。

(7)观察胸腔闭式引流水封瓶水柱波动情况(正常水柱波动幅度为4~6 cm),术后12小时内每30~60分钟挤压引流管1次,防止管路扭曲、受压、脱落、堵塞;观察引流液色、性质、量(术后第1个6小时内引流液量不超过100 mL),引流液量一般在100~300 mL,引流液量过多时应告知主管医师,夹闭引流管。每小时引流液量超过200 mL,连续3小时,应警惕胸腔出血。遵医嘱夹闭胸腔闭式引流管,做到定时开放、定时夹闭,防止纵隔移位。

(8)评估患者肺部情况,关注血气指标、胸部X线变化,正确评估患者疼痛评分,合理应用止痛药物。

(9)做好患者心理护理,保证患者睡眠充足、情绪稳定,保持良好的心态,床上进行下肢功能锻炼,防止下肢静脉血栓。

(10)术后6小时,患者病情平稳后,指导患者进食清淡、易消化、富含维生素的流质饮食。术后第1天进食普食,以高蛋白、高维生素、高热量为主。

(三)出科指导

(1)严格按照转交接评估单进行交接。

(2)告知护士患者在ICU留观期间的心理、饮食、治疗等相关内容。

(3)遵医嘱严密观察患者病情变化及进行胸腔闭式引流管的护理。

第三节　循环系统重症护理常规

一、休克护理常规

(一)护理评估

(1)症状:脉搏细速、血压下降、脉压缩小、身体湿冷、少尿、神志障碍和全身代谢紊乱等一系列症状。

(2)体征:皮肤苍白、生命体征变化。

(3)心理状况。

(二)护理措施

1. 症状护理

(1)体位:取休克卧位(头躯干抬高15°~20°,下肢抬高20°~30°),心源性休克伴有心力衰竭的患者取半卧位。

(2)建立静脉通道:输液扩容是抗休克治疗的首要措施。对于严重的患者,应建立2~3条静脉通道。合理安排输液顺序(先快后慢、先盐后糖、先晶后胶、见尿补钾),遵医嘱及时、正确给药。

(3)给氧:建立和维持呼吸道通畅,及时吸痰、给氧,必要时给予人工呼吸、气管插管或气管切开。

(4)尽快消除休克原因:如止血、包扎固定,以及使用镇静、镇痛(呼吸困难者禁用吗啡)、抗变态反应、抗感染药物。

2. 一般护理

(1)饮食:可给予高热量、高维生素的流质饮食,不能进食者可给予鼻饲。

(2)休息和运动:绝对卧床休息,避免不必要的搬动,应取平卧位或头和脚抬高30°,注意保温。

(3)环境和安全:保持环境安静,减少患者焦虑,保持空气新鲜,室内温度、相对湿度适宜,防止交叉感染。若患者出现精神、神经症状,如烦躁不安等,须加强防护,防止患者坠床。

(4)做好口腔、皮肤、管道和压疮护理。注意四肢保暖,改善末梢血管循环。

(5)病情观察:持续监测患者意识、瞳孔、皮肤温度及颜色、血压、心率、呼吸、尿量,详细记录病情变化及液体出、入量。监测心、肺、肾、脑功能,水、电解质及酸碱平衡等情况。

(6)留置尿管:严重休克的患者早期一般有尿失禁的情况,而大手术或严重创伤的患者则有尿潴留的可能,及早插尿管,可有助于排尿,应记录尿量和尿比重,了解患者肾功能。

(7)抽血、备血:根据临床表现、血压、中心静脉压酌情输入全血或血浆制品。

(8)镇静、止痛:烦躁不安的患者给予适量镇静剂;疼痛者给予哌替啶50~100 mg或吗啡5~10 mg,肌内注射或静脉推注。

(9)用药护理:

①输液量与速度的安排。

②血管活性药的护理。

③激素应用的护理。

④用于纠正酸碱平衡紊乱的药物护理。

(10)心理护理:安慰患者,缓解患者紧张、恐惧的心理,使患者积极配合治疗和护理。

3. 健康教育

(1)饮食、休息及运动、用药等。

(2)指导患者采取适宜的体位,抬高头部和下肢。

(3)指导患者注意保暖,高热的患者采取物理降温法,以免药物降温引起出汗过多而加重休克。

(4)有心脏病史的患者应注意避免一切诱发因素。

二、急性心肌梗死护理常规

急性心肌梗死是心肌长时间缺血导致的心肌细胞死亡。发生机制为在冠状动脉病变的基础上,发生冠状动脉血供急剧减少或中断,使相应心肌发生严重而持久的急性缺血,从而导致心肌细胞死亡,可引起心律失常、休克或心力衰竭,属急性冠脉综合征的严重类型。

(一)护理评估

(1)患者胸痛的部位、疼痛性质、疼痛持续时间、有无明显的诱因、是否有进行性加重及有无伴随症状等。

(2)评估患者的精神状态、意识状态、生命体征有无异常及其严重程度。

(3)辅助检查:

①心电图检查:是否有心肌梗死的特征性、动态性变化。

②血清心肌酶水平增高。

(4)心理社会反应:急性心肌梗死时,患者胸痛程度异常剧烈,可有濒死感,会产生恐惧心理;患者活动耐力和自理能力下降,会导致其产生焦虑心理。

(二)护理问题

(1)疼痛:胸痛与心肌缺血、坏死有关。

(2)活动无耐力:与心肌氧的供需失调有关。

(3)有便秘的危险:与进食少、活动少、不习惯床上排便有关。

(4)潜在并发症:心律失常、心力衰竭、心源性休克、猝死。

(5)恐惧:与剧烈疼痛伴濒死感有关。

(三)护理措施

(1)入院后应住监护病房,便于抢救。

(2)立即缓解疼痛,给予吗啡或哌替啶等药物镇痛,严密观察生命体征,注意有无呼吸抑制等不良反应。给予患者硝酸酯类药物时应随时监测血压的变化。

(3)给予2~5 L/min氧气持续吸入,以增加心肌供氧,减轻缺血和疼痛。

(4)保持病房安静,限制探视,满足患者生活所需,避免紧张及刺激。

(5)给予持续心电监护、血压、血氧监测,观察心率、心律、呼吸、血压变化,若有异常立即通知医师,及时处理。

(6)急性期,可给予患者清淡易消化的流质饮食,以后逐步过渡到低盐、低脂饮食,少食多餐,不宜过饱,避免刺激性食物。

(7)排便护理:合理饮食,及时增加富含纤维素的食物,如水果、蔬菜的摄入,嘱患者排便时勿屏气,常规适当给予缓泻剂。

(8)严密观察有无心力衰竭、休克、心律失常等并发症发生,备好抢救药品、物品及设备。

(9)急性期,患者绝对卧床休息,以后根据病情调整活动量,逐步提高活动耐力,以不引起任何不适为度,心率增加10~20次/分为正常反应。

(10)心理指导:给予患者心理安慰,避免情绪紧张及不良刺激,保证各种诊疗活动及时、有效、有序地进行,以缓解患者的焦虑、恐惧情绪。

(四)健康指导

(1)指导患者调整生活方式,合理膳食,宜摄入低盐、低脂、低胆固醇饮食,少食多餐,避免饱餐,防止便秘,戒烟限酒,适量运动,肥胖者控制体重。

(2)使患者保持乐观、平和的心情,告诉家属应给予患者积极的支持,并创造一个良好的身心休养环境。

(3)指导患者遵医嘱坚持服药,告知患者遵医嘱服药的重要性,提高用药依从性。

(4)建议患者出院后继续进行康复治疗,定期门诊随访。若出现胸痛发作频繁、程度较重、时间较长,应及时就医。

(五)护理评价

(1)患者主诉疼痛减轻或消失。

(2)患者能遵循活动计划,主诉活动耐力逐步增加。

(3)患者未发生便秘。

(4)患者无严重并发症发生,或并发症能得到及时发现和处理。

(5)患者恐惧情绪消除,焦虑减轻或消失。

三、高血压危象护理常规

(一)护理评估

(1)生命体征:主要评估血压。

(2)伴随症状:头痛、头晕、耳鸣、呕吐等。

(3)社会心理评估:评估患者的情绪及心理反应。

(二)护理措施

1. 急救护理

(1)保持呼吸道通畅,吸氧。

(2)建立静脉通道,正确选用迅速、有效的抗高血压药,常用的有酚妥拉明、硝普钠。

(3)行心电监护,观察心电、血压、血氧饱和度、神志、瞳孔、生命体征的变化,随时调整药物剂量。

(4)对症处理:高血压脑病时,使用脱水剂,如甘露醇注射液或快作用利尿剂静脉注射,以减轻脑水肿;躁动抽搐者给予地西泮、苯巴比妥钠等肌内注射。

2. 一般护理

(1)病情观察:监测患者血压、脉搏、呼吸、神志,以及心、肾功能变化;观察患者瞳孔大小及两侧是否对称;观察患者有无头痛、呕吐,以及两侧肢体活动情况。

(2)用药护理:遵医嘱及时使用抗高血压药及其他药物,观察药物的疗效和不良反应。

(3)持续心电监护,严密监测患者血压的变化。

(4)绝对卧床休息,将床头抬高 30 cm,可以起到体位性降压作用。

(5)饮食护理:嘱患者进食低盐、低脂、清淡、易消化饮食,少食多餐,保持大便通畅。

(6)心理护理:嘱患者安静休息、稳定情绪,避免一切诱发因素。

(三)健康指导要点

(1)向患者及家属讲解高血压的病因、发病机制、临床表现及对健康的危害,指导患者坚持长期的饮食、运动、药物治疗。

(2)坚持低盐、低脂、低胆固醇饮食;改变不良的生活方式,戒烟、酒;劳逸结合。

(3)指导患者及家属了解有关抗高血压药的相关知识,规律用药,不可随意增减药量,定期测量血压并记录,不适随诊。

(四)注意事项

(1)使用抗高血压药期间应注意监测血压变化,避免患者出现血压骤降。

(2)若患者出现血压急剧升高、剧烈头痛、烦躁不安、视物模糊、意识障碍等症状时,应立即报告医师并配合处理。

四、心律失常护理常规

心律失常是指心搏起源部位、心搏频率与节律记忆、激动传导等任一环节发生异常。心律失常既包括节律的异常又包括频率的异常。临床上,根据心律失常发作时心率的快慢分为快速性心律失常和缓慢性心律失常。

(1)患者住院期间,密切观察生命体征变化,特别是心律和心率变化,如有不适,立即处理。

(2)遵医嘱给予患者抗心律失常药并观察用药后的反应,同时注意电解质的平衡,特别是血清钾。

(3)遵医嘱给予患者持续心电监护,以及血压、血氧监测,一旦发现严重心律失常(如频发室性期前收缩或室性期前收缩呈二联律、连续出现2个以上多源性室性期前收缩或反复发作的短阵室上性心动过速、心室颤动或房室传导阻滞),立即报告医师,进行紧急处理。

(4)患者出现心室颤动、心搏骤停应立即进行心肺复苏,备好除颤仪及抢救药品。对缓慢性心律失常患者,备好心脏起搏器,准备随时安装起搏器。

(5)做好健康宣教及心理护理,消除患者的焦虑、恐惧情绪。

(6)饮食要定时、定量,不宜过饱,避免情绪波动,戒烟、酒,不宜进食辛辣、刺激性强的食物,以及饮浓茶、咖啡等,保持大便通畅。

(7)严重心律失常患者应卧床休息,创造良好的休息环境,并协助患者做好生活护理。

(8)健康指导:

①积极防治原发疾病,避免各种诱发因素,如发热、疼痛、饮食不当等。按时服药,不可自行减量或撤换药物,如有不良反应及时就医。

②定期随访,进行心电图检查,及早发现病情变化,随时调整治疗方案。

③教会患者自我监测脉搏和心率的方法,每次测量时间不少于1分钟并记录,发现异常及时就医。

④适当休息与活动,保持大便通畅,加强锻炼,预防感染。

⑤正确选择食谱,应选低脂、易消化、清淡、富有营养的饮食,少食多餐。

⑥安装人工心脏起搏器的患者应随身携带诊断卡。

五、心力衰竭护理常规

心力衰竭是各种心血管疾病或终末阶段在静脉血液回流正常情况下,心肌的收缩力减弱或舒张功能出现障碍,心排血量减少,不能满足机体组织细胞代谢需要,同时静脉血液回流受阻,静脉系统淤血,动脉系统灌注不足,引发血流动力学、神经-体液调节的变化,从而导致的一系列症状和体征。

（1）患者绝对卧床休息，限制患者活动量，并保持病室环境安静、舒适，空气新鲜，冬天注意保暖，防止着凉。

（2）给予患者低盐（每天食盐摄入量限制在2.5~5 g）、低脂、易消化、高维生素饮食，少食多餐，不宜过饱。

（3）密切观察患者病情及生命体征变化，遵医嘱监测心电图、血压、血氧监测，并记录。

（4）对于长期卧床的患者，加强皮肤护理，保持床铺整洁，防止压疮发生。

（5）准确记录24小时出、入液量，每天液体摄入量应小于1500 mL，同时严格控制输液速度。

（6）保持患者大便通畅，嘱其排便时勿用力，必要时给予缓泻剂。

（7）应用洋地黄类药物者，注意观察药物的毒性反应，每次给药前询问有无恶心、呕吐、头晕、视力模糊、黄视、绿视等，患者心率如低于60次/分或有严重胃肠道及神经系统毒性反应时，应停药并通知医师，不可轻易加量或减量。

（8）患者呼吸困难时，给予半卧位，持续低流量吸氧2~3 L/min。如发生急性肺水肿，应端坐位，两腿下垂，减少回心血量，减轻肺水肿，高流量吸氧6~8 L/min，湿化瓶内加入50%乙醇。

（9）加强心理护理，给予精神安慰，鼓励患者。

（10）遵医嘱给予具有利尿、扩血管等作用的药物，并观察药物的不良反应。

（11）病情稳定后，鼓励患者自主活动或下床行走，避免深静脉血栓形成。

（12）健康指导：

①注意保暖，预防感冒，避免诱发因素。

②按时服药，定期复诊。

第四节　消化系统重症护理常规

一、急性上消化道出血护理常规

上消化道出血是指屈氏韧带以上的消化道，包括食管、胃、十二指肠或胰胆疾病，以及胃、空肠吻合术后的空肠病变所致的出血，是临床上常见的急症之一。临床特征为呕血和黑便，出血量大时可出现外围循环衰竭。本病发病突然，发展迅速，如不及时抢救，死亡率较高。近年来，治疗急性上消化道出血的方法很多，而临床止血效果和转归不仅取决于正确的治疗，而且与良好的护理有着密切的关系。

1.临床表现

（1）呕血和（或）黑粪。

（2）出血量400 mL以内可无症状；出血量中等可引起贫血或进行性贫血、头晕、软弱无力，突然起立可产生晕厥、口渴、肢体冷感及血压偏低等；出血量达全身血量的30%~50%

(1500~2500 mL)即可产生休克,表现为烦躁不安或神志不清、面色苍白、四肢湿冷、口唇发绀、呼吸困难、血压下降至无法检测、脉压差缩小及脉搏快而弱(脉率大于120次/分)等,若处理不当,可导致死亡。

2. 病情观察

(1)观察患者血压、体温、脉搏、呼吸的变化。

(2)在大出血时,每15~30分钟测脉搏、血压,有条件者使用心电、血压监护仪进行监测。

(3)观察神志、末梢血管循环、尿量、呕血,以及便血的色、质、量。

(4)有头晕、心悸、出冷汗等休克表现,及时报告医师,进行对症处理并做好记录。

(5)输血、输液的观察:急性出血期,根据患者脉搏、血压、尿量和血红蛋白水平来掌握输液、输血速度和量。如果脉搏在120次/分以上、收缩压<80 mmHg、心功能好者,可补液300 mL/h以上,并遵医嘱给予患者红细胞悬液2~4 U或全血300~400 mL。收缩压为80 mmHg时,输液速度可适当减慢,防止发生心力衰竭、肺水肿,以及血压过度升高而导致再度出血。在不用升压药物的情况下,血压稳定超过6小时,脉搏<100次/分,就应控制输液、输血速度,若为2条静脉通道,则累计输入速度<70滴/分。

3. 一般护理

(1)口腔护理:出血期禁食,需每天清洁口腔2次;呕血时,应随时做好口腔护理,保持口腔清洁、无味。

(2)便血护理:大便次数频繁,每次便后应擦净,保持臀部清洁、干燥,以防止发生湿疹和压疮。

(3)饮食护理:出血期禁食;出血停止后,按顺序给予温凉流质、半流质及易消化的软饮食;出血后3天未解大便患者,慎用泻药。

(4)使用双气囊三腔管压迫治疗时,参照下文"双气囊三腔管的护理"。

(5)使用特殊药物,如生长激素释放抑制激素、垂体后叶素时,应严格掌握滴速,不宜过快,如出现腹痛、腹泻、心律失常等不良作用时,应及时报告医师进行处理。

4. 对症护理

(1)出血期护理:

①患者绝对卧床休息至出血停止。

②烦躁患者给予镇静药物,门静脉高压伴出血患者烦躁时慎用镇静药物。

③耐心细致地做好解释工作,安慰体贴患者,消除紧张、恐惧心理。

④污染被服应随时更换,以避免不良刺激。

⑤迅速建立静脉通道,尽快补充血容量,使用5%葡萄糖生理盐水或血浆代用品,大出血时应及时配血、备血,准备双气囊三腔管备用。

⑥注意保暖。

(2)呕血护理：

①根据病情让患者取侧卧位或半坐卧位，防止误吸。

②行胃管冲洗时，应观察有无新的出血。

5.配合止血治疗的个性化护理

(1)内窥镜下止血护理：随着内镜新技术的不断发展，内镜治疗急性上消化道出血的方法越来越被人们所接受，从某种角度可替代外科手术，是目前较为安全、有效的治疗方法。经胃镜食管曲张静脉破裂结扎及硬化剂注射治疗是非手术的两种新方法，治疗后1个月内无复发性出血，止血成功率95.3%。经胃镜食管曲张静脉破裂结扎术是使用小橡皮圈结扎食管曲张静脉，使曲张静脉血管内血流阻断、缺血、血管闭塞，从而达到止血目的，而硬化剂注射治疗是将硬化剂直接注入曲张静脉血管内，使其形成血栓，导致静脉血管硬化，从而达到曲张静脉消失的目的。术后护理：主要观察有无再出血现象，手术当天卧床休息，2周内避免剧烈活动，指导患者饮食，术后6小时内禁食，饮流汁3天后改半流饮食，进食不宜太快、食物不宜太热，禁忌粗纤维及过硬食物摄入。观察早期有无发热，晚期有无食管周围炎、胸腔积液和食管下段狭窄等并发症。

(2)口服或胃管内注入凝血酶的护理：凝血酶是从猪血中提取，经活化、冷冻、干燥制成，该药直接作用于凝血过程中的第三阶段，使纤维蛋白原转变成纤维蛋白，网状的纤维蛋白中沉积着其他血液成分可形成胶体状态的纤维蛋白凝块，从而加速血液凝固，达到局部止血目的。由于液态的凝血酶易失去活性，因此要求用前配制，药物溶解后需防止细菌污染，并在4小时内用完。服药后让患者变换体位，左、右卧位变换5次后改平卧位，使药液能充分与出血创面接触，以发挥其最大止血作用，用药后要密切观察患者有腹痛、皮疹等变态反应。

(3)垂体后叶素静脉滴注的护理：大剂量垂体后叶素治疗食管胃底静脉曲张破裂出血有效率达75.9%，最大治疗量可达0.2~0.4 IU/min。它能迅速收缩内脏血管，减少进入门脉系统血液量，降低门脉系统压力以达到止血功效。不良反应：患者可能出现面色苍白、头痛、四肢发冷、便意等。静脉滴注速度不宜过快，以避免导致血压快速上升，出血不止。有人报道，酚妥拉明与垂体后叶素合用可有效协同降低门脉压，又能抵消各自对全身血流动力学的不良反应。输注时，避免药液外渗，若药液外渗达一定量时，可引起局部疼痛、缺血、坏死及静脉炎。因此，治疗过程中护士应加强巡视，同时避免在1条静脉内长期滴注垂体后叶素，即使无渗漏发生，也应在滴药24小时后更换穿刺部位。对少量外渗者，局部用硫酸镁湿热敷，若药液渗漏量较多，局部皮肤苍白、疼痛明显，则不宜用硫酸镁湿热敷，一般用2%利多卡因做局部封闭，以拮抗垂体后叶素收缩局部血管的作用。根据肝硬化消化道出血与昼夜时间的关系，将普萘洛尔放在3个出血时间高峰之前服用，可明显减少肝硬化患者夜间出血次数。当脉率<60次/分，停止服用，并找专科医师咨询。

(4)双气囊三腔管的护理：双气囊三腔管(简称三腔管)压迫术在抢救食管、胃底静脉曲张破裂出血中仍为一种重要且有效的手段。多年来，临床上一直使用床头重力牵引固定装置,牵引重量为0.5~1.0 kg,此种方法患者长时间处于被动平卧位,痛苦较大,往往不愿意接受,护士操作(如测压力、胃管内给药)也不方便,有时还会出现并发症。三腔管牵拉方向不当会造成患者左侧鼻翼中隔致密粘连,外鼻孔闭塞。经对三腔管固定方法进行改进,止血效果满意,操作方便安全,患者痛苦小。改进后三腔管固定方法是一种经鼻腔插入,采用3根长胶布分别交叉固定于患者面部;另一种从口腔内插入,采用非牵引三腔管(已获国家专利局批准的实用新型专利)。保持三腔管气囊内有效压力是止血成功的关键。利用表式血压计制作了简易三腔管压力测定装置,优点是可通过压力表随时观察三腔管气囊内压力变化情况,做到及时充气使三腔管气囊内保持相对恒定的压力,避免因压力不足而导致压迫失败。常规上三腔管压迫期限一般为72小时,但出血不止也可适当延长压迫时间,曾有压迫1周而止血成功的报道。由于压迫时间超过72小时,增加了护理工作的难度,主要是防止长时间压迫或凝血块导致三腔管与周围组织粘连,具体方法为每隔12小时放松食管气囊1次,同时给予患者口服香油20~30 mL。

(5)介入放射止血护理:介入放射止血是在影像学检查引导下经插管向局部病变血管注入止血药(灌注法)或栓塞物质(栓塞法),从而达到止血的治疗方法。护士应做好患者的术前护理,如备皮、碘过敏试验、心理支持等,并备好急救药品器材。术后应用沙袋压迫股动脉穿刺处4~6小时,严密观察患者生命体征、腹部情况及穿刺侧肢体远端的血液循环情况,测血压1次/小时,4次正常后停测。6小时后患肢小腿可以自由屈伸或取健侧卧位,12小时后可自由下床活动。

(6)冰盐水加口服或胃管内注入去甲肾上腺素止血的护理:此法对胃黏膜损伤引起的出血具有良好的止血效果。方法为生理盐水100 mL加入去甲肾上腺素6~8 mg,冷藏后患者口服或胃管内注入,每4~6小时1次。胃管内注入去甲肾上腺素患者,注入前先抽尽胃液,注入后夹管30分钟,再继续吸引。

6. 饮食护理

加强对饮食护理对消化道出血患者至关重要。合理的饮食有助于止血,可促进康复;反之,饮食不当可加重出血。对上消化道出血患者,一律禁食是不符合辩证原则的,应根据病情轻重、出血量多少及出血原因,酌情禁食,大量呕血患者必须禁食,而对少量出血患者给予流质饮食则是有益的。因为进食可增加热量及营养,补偿血浆蛋白的损失,又可以提高胃壁张力、压迫血管使出血停止;同时还可中和胃酸、保护溃疡面,使之早期愈合,防止再度出血。

7. 输液、输血的观察与护理

输液是治疗上消化道出血的重要手段之一,要根据具体情况,正确掌握输液速度。脉搏120次/分以上、收缩压低于75 mmHg、尿量低于20 mL/h、心脏功能正常患者,每小时可输液1000 mL;收缩压上升75 mmHg以上时,可适当放慢输液速度,防止肺水肿、心力衰竭。输血尽量输入新鲜血,以免因库存血小板中凝血因子Ⅴ、Ⅶ含量减少而影响凝血功能及止血效果。

8. 预见性护理在抢救上消化道出血患者中的应用

预见性护理在抢救危重患者过程中的应用正愈来愈受到重视。孙晓华报道,部分消化道大出血患者前3天的脉搏明显加快,此现象出现早于其他症状,如胃部不适、头晕、心悸等。脉搏加快机制是肝内阻力增加,使门静脉向肝脏供应的血液量和氧气减少,来自门静脉的亲肝因子如胰高血糖素含量减少,以及交感神经压力感受的反馈调节,使心脏功能发生改变、心排血量增加而使心跳加快。护士在临床病情观察和抢救中,加强预见性意识,采取预见性护理措施,在抢救肝硬化合并上消化道出血患者时,可起到降低死亡率、缩短出血时间的重要作用,值得临床推广。

9. 心理护理

出血不仅导致患者的生理发生变化,还会对患者的心理产生巨大的影响,做好患者的心理护理是促进疾病好转、延长出血周期、减少出血次数的重要措施之一。通过与患者的主动交流,使患者获得与健康相关的知识以配合治疗。呕血、便血时,患者易产生焦虑、恐惧情绪,应尽快清除血迹,避免恶性刺激。护理人员应沉着、冷静,切忌因忙乱而加重紧张气氛;用语言、行为、表情,关心、安慰患者,使其安静;对异常情况不要告知患者,减少不良刺激,消除心理危机。

10. 出院健康指导

（1）保持良好的心境和乐观主义精神,正确对待疾病。

（2）注意饮食卫生,合理安排作息时间,禁烟、浓茶、咖啡等对胃有刺激的食物。

（3）在好发季节注意饮食卫生,注意劳逸结合。保持适当的体育锻炼,增强体质。

11. 预防指导

加强患者的健康教育,与患者共同分析出血发生的诱因,增强防护意识。告知患者在寒冷季节注意防寒保暖,及时调节室温,在不同的温度环境中及时增减衣服,积极预防呼吸道疾病,避免剧烈咳嗽、打喷嚏等会使腹压骤升的因素。养成良好的生活习惯,每天热水泡脚,保证充足的睡眠和休息,避免过度劳累,勿做使腹压增高的动作,如提、举重物,保持大便通畅,戒烟、酒。在出血高峰季节,做好自我监护,及时发现潜在的出血表现,如大便颜色发生变化、脉搏加快、胃部不适、头晕、心悸等,发现异常及时就医。

二、重症急性胰腺炎护理常规

胰腺炎是一种在临床上较为多见的疾病。有这种疾病的患者可以吃更多的高维生素和高蛋白食物,这有助于疾病的康复。但是,有些食物不能吃,其中包括了牛奶、辛辣食物。上述食物容易对胰腺产生刺激,从而严重影响疾病的改善。在临床上,将胰腺炎分为两种,分别为急性和慢性胰腺炎。在相关研究中了解到,胰腺炎的引发原因与大量饮酒及胆囊疾病有着密切的联系。

(一)胰腺炎症状

1. 腹痛

患者腹痛大多十分严重,在急性胰腺炎患者中更为常见。腹痛的主要发作在上腹部,有少数人会发作在腰部。另外,腹痛可表现为放射痛、钝痛及针扎疼痛。腹痛能够重复性地发作,服用镇痛药的改善效果较差。

2. 恶心、呕吐

患者在发生胰腺炎后可出现恶心、呕吐,呕吐后不会改善疼痛,因此应予以深入的治疗,现今主要采取药物治疗干预。

3. 发热

发热是胰腺炎的症状之一。在持续发热的情况下,需要考虑感染的可能,并按照疾病施行相应的治疗方法。另外,还应进行物理降温。

4. 黄疸

黄疸在急性胰腺炎中更为常见,急性胰腺炎可导致患者出现阻塞性黄疸。但是,阻塞性黄疸主要是轻度的,可以通过药物改善。黄疸的形成主要与胆囊管被压迫产生较多的胆汁有着密切的联系。如果采取治疗措施后,黄疸未得到改善,反而使病情恶化,这可以被认为是胆结石或其他疾病,并且需要进一步确认诊断。

5. 低血压、休克

若患者有持续性低血压等症状,可能是出血性胰腺炎。休克等症状通常是由胰腺出血所致。

(二)护理措施

1. 休息及体位护理

告知患者要绝对卧床休息,并保证充足的睡眠,降低新陈代谢率及胰腺和胃肠道分泌物的分泌,提高器官的血流量,同时能够加快组织的修复,促进患者病情改善。帮助患者调整舒适的体位,采用倾斜位置或半卧体位,可有助于患者呼吸,同时有利于腹水引流至骨盆腔。

2. 营养支持

患者入院后,给予补液治疗,对其内环境予以纠正,同时采取全胃肠外营养。热量可从碳水化合物及脂肪代谢产生,而氮由氨基酸溶液及维生素等提供。在采取全胃肠外营养后,患者的肠道功能可达到较好改善,如腹痛可得到缓解、腹部无肿胀等。同时,腹全胃肠外营养可有效降低患者并发症的发生率和死亡率。

3. 胃肠功能恢复的护理

患者应当严格禁食、禁水,并给予胃肠减压。按照医师的要求,采取大黄汤加药治疗,可加芒硝,注入胃中,夹管50分钟左右,每天2次。大黄汤加十合水硫酸钠保留灌肠,1天2次。另外,冰片25 g、芒硝50 g外用于胰体表面的突出区域和(或)局部炎性肿块,每天1次,能够有效缓解患者的腹痛、腹胀及腹肌紧张等症状,同时可改善胰腺血液循环,并预防与治疗相关并发症,如腹部炎性肿块及假性囊肿等。对患者的大便性质及量进行密切观察,以改善腹部症状。腹部超短波理疗能够有效缓解患者的胃肠道平滑肌痉挛,提高黏膜血流量,改善分泌和吸收功能。

4. 心理护理

胰腺炎病情恶化后,患者死亡率较高,且医疗费用也较高,会使患者产生较大的心理压力,比较容易出现一系列的负面情绪,致使患者的机体功能出现异常,抵抗力降低。因此,护理人员应当加强和患者的沟通,鼓励其积极地面对该疾病,促使其能够积极地配合相关治疗。

5. 病情观察

急性胰腺炎以腹部症状为主,腹痛是急性胰腺炎较为常见的一种症状。病情观察时,护理人员主要对患者的疼痛情况,如疼痛程度、性质及位置等进行观察。

6. 肾功能检测

重症急性胰腺炎并发肾衰竭的主要原因是较早的低血容量性休克,以及血液中的血管活性物质会导致血管发生痉挛,加之胰蛋白酶凝血引起肾小球中血纤蛋白沉积,从而导致肾功能出现异常,可见少尿、无尿等症状,通常是在发病的前5天出现。对发病7天内患者采取导尿留置,并严密观察患者每小时的尿量及尿比重,以评估肾的微循环功能。护理人员应每隔4小时对患者的血液尿素氮及肌酐水平予以检查。若患者的尿量每小时小于30 mL,表示患者的血容量较低,此时应当给患者调整输注速度,严格记录输入液量。

7. 药物护理

在对患者使用镇痛药的过程中,应当按照医嘱予以用药治疗,切勿擅自更改药量,以及避免忘记服用药物等。在使用抑制胰腺外分泌的药物的过程中,应采取定量用药方法。

三、肠内营养护理常规

对于肠胃道功能存在(或部分存在),但不能经口正常摄食的重症患者,应优先考虑给予肠内营养。有研究表明,与延迟肠内营养比较,早期给予肠内营养能明显降低患者死亡率和感染率,改善营养摄取,减少住院费用。重症患者在条件允许的情况下,应尽早使用肠内营养。通常早期肠内营养在进入ICU 24~48小时,并且血流动力学稳定、无肠内营养禁忌证的情况下开始。

(一)准用用物

鼻饲管、20 mL注射器、纱布、压舌板、棉签、治疗巾、一次性治疗盘、胶布、听诊器、一次性手套、温开水、鼻饲液、手电、肠内营养标志牌。

(二)心理护理

评估患者,在置管前需向清醒患者解释留置鼻饲管和肠内营养的必要性及操作过程,以取得患者配合,消除顾虑。

(三)操作流程

(1)双人核对医嘱,洗手、戴口罩,至患者床边,放置鼻饲管。

(2)置管成功后,检查鼻饲管放置位置是否正确,然后妥善固定。检查方法:

①方法一:如果回抽有胃液引出,则表明置管成功且位置适当。

②方法二:快速注入20 mL空气,胃部听诊闻及气过水声,则表明置管成功且位置适当。

③方法三:将鼻饲管末端置于水杯内,无水泡溢出,则表明鼻饲管未进入气道。

(3)患者取半坐位或床头抬高30°~45°,重症患者往往合并胃肠动力障碍,头高位可以降低误吸及其相关肺部感染的可能性。

(4)应严密检查肠内营养患者胃腔残留量,避免发生误吸。对于持续肠内营养的患者,通常每4小时抽吸1次胃腔残留量。如果潴留量≤200 mL,可维持原速度;如果潴留量≤100 mL,则通知医师,可遵医嘱增加输注速度20 mL/h;如果残留量≥200 mL,应通知医师,可遵医嘱暂时停止输注或降低输注速度。

(5)当回抽有出血性胃液时,应立即通知医师,暂停肠内营养。

(6)肠内营养液应现配现用,一次配置量不能超过500 mL。

(7)生理盐水或温开水冲鼻饲管后给予鼻饲饮食,鼻饲液温度38~42℃,冷藏的营养液在鼻饲前要加热至合适温度。

(8)危重患者应用肠内营养时,应遵循由稀到浓、由慢到快、由少到多的原则;尽量保障营养液匀速注入,最好应用胃肠营养泵持续匀速注入。

(9)在输注胃肠营养液的管路处悬挂标志牌。

(10)鼻饲后给予生理盐水20~40 mL冲洗鼻饲管,高钠血症患者可用灭菌注射用水或温开水冲洗,持续给予肠内营养的患者应每4小时冲洗鼻饲管1次,以保证管路通畅。

(11)胃肠营养袋每24小时更换1次,疑有污染,随时更换。

(12)暂不使用鼻饲管时,应将管路冲洗干净,并将管路末端用无菌纱布包裹。

(13)肠内营养液内尽量避免加入其他药物,以防止营养液变质,出现凝块,堵塞管腔。

(14)应用肠内营养时,应密切关注患者血糖的情况,如患者患有糖尿病,可遵医嘱应用胰岛素控制血糖。

(15)鼻饲过程中观察患者情况,若有恶心、呕吐、腹胀、腹痛、腹泻、便秘等胃肠道并发症发生,应通知医师,及时给予处理。

(16)遵医嘱定时检测患者血电解质。

(17)不耐受经胃营养液或有反流、误吸高风险的重症患者,可选择空肠营养。

四、肝癌术后护理常规

肝癌包括原发性肝癌和继发性肝癌(即转移性肝癌)。原发性肝癌是指发生于肝细胞与肝内胆管上皮细胞的癌变;继发性肝癌是指全身各器官的原发癌或肉瘤转移至肝脏所致的

癌肿。国内外大量研究资料显示,肝癌发生的原因主要有以下几种:

(1)病毒性肝炎:主要是乙型与丙型肝炎病毒感染。

(2)黄曲霉毒素:以黄曲霉毒素B为最重要的致癌物质。

(3)化学致癌物质:如亚硝胺和亚硝酰胺等。

(4)酒精中毒。

(5)遗传因素等。

肝癌首发症状以肝区疼痛最为常见。除此之外患者还会出现消化道症状,常表现为食欲减退、腹胀、恶心、呕吐等。早期患者消瘦、乏力不明显,晚期患者可出现腹水和黄疸,体重进行性下降,也可有出血、贫血、水肿等恶病质表现。晚期肝癌的患者肝脏呈进行性肿大,质地较硬,表面高低不平,有明显的结节或肿块。

(一)护理措施

1. 严密观察病情变化

严密监测患者生命体征、意识变化,记录患者出、入液量,观察患者水电解质、酸碱平衡指标的测定结果,以及肝、肾功能检查的结果,如有异常及时通知医师,给予处理。

2. 伤口的护理

严密观察患者伤口敷料,注意有无渗血、渗液情况的发生,如有异常及时通知医师,给予相应处理。

3. 引流管的护理

应保持各引流管通畅,妥善固定;详细观察并记录引流量和内容物的性状及变化情况,如有异常,及时通知医师给予处理。使用抗反流引流装置,每周更换引流袋时,注意无菌操作。

4. 活动

术后鼓励患者活动,但要循序渐进,注意安全。一般不宜过早起床活动,尤其是肝叶切除术后,患者过早活动,易致肝断面出血,但可卧床活动。鼓励患者深呼吸及咳嗽,防止肺炎、肺不张等并发症的发生。

5. 采取保肝措施

广泛性肝叶切除或肝血管血流阻断术后应间歇性吸氧2~4天,吸氧可促进肝脏组织的恢复,可应用保肝药,还可输入适量血浆、白蛋白、氨基酸等。

6. 营养支持

患者术后禁食、禁水,给予输液支持,待胃肠功能恢复后嘱其遵医嘱逐步进流食、半流食、普食。

7. 警惕并发症的出现

术后,患者易出现多种并发症,特别是广泛性肝叶切除后患者易发生诸多并发症,死亡率甚高。

（1）腹腔内出血：凝血机制障碍，或肝叶切除后，肝断面的血管出血引起。

（2）胃肠出血：肝癌患者多有肝硬化，术后因诱发门静脉高压，会导致食管曲张静脉破裂，引起胃肠出血，或由应激性溃疡引起。

8. 肝衰竭或肝性脑病

（1）腹水：由肝功能不良、低蛋白血症所致。

（2）胆汁渗漏：为肝断面组织坏死或小胆管结扎线脱落所致，可引起胆汁性腹膜炎。

（3）腹腔感染：因腹腔渗血、渗液、引流不畅所致。

（二）健康指导

（1）戒烟、戒酒。

（2）遵医嘱适当休息，劳逸结合。

（3）调节饮食，加强营养。

（4）遵医嘱用药。

（5）定期随诊复查，了解肝功能变化及病情复发情况。术后还应注意甲胎蛋白追踪检查结果，或注意观察有无肝癌的转移。

五、结直肠癌术后护理常规

结直肠癌是常见的消化道恶性肿瘤之一，病因尚未明确，与年龄、家族史息内癌变和炎症刺激，以及高动物脂肪和动物蛋白、低膳食纤维饮食有关。早期临床表现为便意频繁、排便习惯改变、便前肛门有下坠感和里急后重感、便后有排便不尽感，晚期有下腹痛。癌肿侵犯致肠管狭窄，初时大便变形、变细，随着癌肿增大出现不完全肠梗阻征象。癌肿表面破溃，继发感染时，大便表面带血及黏液，甚至出现脓血便。晚期出现全身转移现象。

（一）术后护理

1. 一般护理

结直肠术后一般护理同外科术后护理常规。

2. 病情观察

严密观察患者病情变化、监测患者生命体征，术后24小时内要严密观察血压、脉搏的变化，防止出血。结直肠癌根治术创面较大，注意观察伤口敷料情况，如有渗血、渗液，应及时通知医师换药。

3. 伤口引流管的护理

妥善固定和保护引流管以保障引流管通畅及引流的有效性，防止管路打折和脱出。定时观察引流液的颜色、性质和量。

4. 尿管的护理

保持尿管通畅，准确记录尿量，每天会阴冲洗2次。术后尿管留置时间较长，第4天起定时夹闭尿管，每2~4小时开放1次，训练患者膀胱收缩功能，同时告知患者夹闭尿管的注意事项。如拔除尿管,观察患者排尿有无尿频、尿急、尿痛及尿不尽感;如有尿潴留,必要时可重置尿管。

5. 造口护理

(1)观察造口情况:开放造口前,用凡士林或生理盐水纱布外敷造口,敷料浸湿后应及时更换。

(2)观察造口肠段的血液循环和张力情况:若发现有出血、坏死和回缩等异常,应及时报告医师并协助处理。

(3)保护腹部切口:人工造口于术后2~3天肠蠕动恢复后开放,为防止流出稀薄的粪便污染腹部切口,取左侧卧位。适当活动,避免增加腹压,引起肠黏膜脱出。

(4)保护造口周围皮肤:用温水清洗造口周围皮肤,避免用消毒液刺激皮肤。造口底盘剪贴合适。如皮肤有溃烂,以复方氧化锌软膏涂抹保护。

(5)正确使用人工造口袋:根据造口大小选择合适造口袋3~4个备用,造口袋内充满1/3排泄物时,应及时清理,避免感染和发臭。

(6)症状观察:结肠造瘘常见的并发症有瘘口狭窄、造瘘肠端坏死、瘘口肠管回缩及瘘口水肿。要注意观察粪便量及形状,瘘口形态、颜色及变化,发现异常及时处理。

6. 饮食护理

术后患者禁食、禁水,待排气后,可少量饮水和进清淡流食,如稀米汤;若无不适,可进流食,再过渡到半流食,最后过渡到软食、普食。嘱患者少食多餐,循序渐进。

7. 并发症护理

(1)出血:直肠癌手术范围较大,术后易渗血,需要观察伤口有无渗血,观察引流液的颜色、性质、量,以及有无便血,警惕发生内出血。

(2)吻合口瘘:一般发生于术后3~10天,引流液的性状发生改变,呈粪水样或混浊脓性,患者持续低热或高热。

(3)伤口感染:结直肠癌术中易污染,术后要注意患者体温变化,及时发现有无伤口感染。

(二)健康指导

(1)饮食:出院后进食要有规律,应选用易消化的少渣食物,避免过稀和粗纤维较多的食物,以豆制品、蛋类、鱼类为好。水果和蔬菜易使粪便变稀及次数增多,可食用菜汤和果汁。

(2)排便:锻炼患者每天定时排便,逐渐养成有规律的排便习惯。

(3)自我监测:发现造口周围皮肤有红肿、破溃及人工肛门狭窄或排便困难应及时就诊。

六、食管癌术后护理常规

食管癌源自食管黏膜,多数为鳞状上皮细胞癌。临床表现为咽下哽咽感,咽下食物时,出现胸骨后或剑突下痛,性质可为灼热样、针刺样或牵拉样,以咽下粗糙、灼热或有刺激性食物为主,呈进行性吞咽困难,反流物误入气管则并发肺炎,梗阻严重者呼气时有恶臭味,患者食欲降低、消瘦。

(一)术后护理

1. 胃肠减压、胃管的监护

术后6~12小时可从胃管可吸出少量血性液体,术后第1个24小时引流量为100~200 mL,第2个24小时引流量约为300 mL,如引出大量血性液体,应降低吸引力并报告医师;引流不畅时,用无菌生理盐水冲洗胃管,禁止暴力冲洗,无效时报告医师处理。持续胃肠减压3~5天,肛门排气后拔除胃管。使用胃管时,应妥善固定胃管,防止胃管意外脱出。

2. 饮食护理

胃肠蠕动未恢复前禁水、禁食,患者静脉补液(体重50 kg)2500~3000 mL/d,24小时持续补液。胃管拔除后可少量饮水,如无吻合口瘘症状,次日开始进清淡流食,每次100 mL,每天6次。如无异常,术后10天进流食,术后15天进半流食。

3. 观察吻合口瘘症状

患者如有呼吸困难、胸腔积液及全身中毒等症状,应立即禁食、引流、抗感染治疗及给予静脉营养支持。

(二)健康指导

(1)食管胃吻合口术后,患者有胸闷或进食后呼吸困难,应少食多餐,1个月后症状可缓解。如患者出现进食后呕吐,应禁食,给予肠外营养,待吻合口水肿消退后再进食;术后2个月出现下咽困难,应做造影排除吻合口狭窄。食管术后严禁暴饮、暴食,以及进硬质、块状食物。贲门癌切除术后,患者有反酸,嘱其饭后2小时内不宜卧床,睡眠时将枕头垫高。

(2)除以上护理措施外,其余相关内容参考"支气管肺癌术后护理常规"。

七、胃癌术后护理常规

胃癌是指发生在胃上皮组织的恶性肿瘤,是我国最常见的恶性肿瘤之一,发病率居各类肿瘤的首位。其发病原因不明,可能与地域环境、饮食生活习惯、遗传素质、精神因素等多种因素有关,也与胃的癌前疾病、癌前病变及长期幽门螺杆菌感染等有一定的关系。早期胃癌多无明显症状,随着病情的发展,逐渐出现上腹部疼痛、食欲减退、呕吐、乏力、消瘦、幽门梗阻、代谢障碍、以及癌肿扩散、转移而引起的相应症状。治疗原则为早期进行根治术,辅以化疗。

(一)术后护理

1. 一般护理

胃癌术后一般护理同外科术后护理常规。

2. 胃肠减压的护理

保持胃管通畅,避免受压、打折而引起引流不畅,定时冲洗胃管,每次冲洗不超过10 mL,

冲洗时动作要轻柔,胃管不通及时通知医师。胃管要妥善固定,严防脱出。密切观察胃液的颜色、性质和量,并准确记录24小时胃液量。

3. 肠外营养支持的护理

因术后禁食及胃肠减压期间引流出大量含有各种电解质的胃肠液,易造成电解质紊乱、酸碱失衡和营养缺乏。术后需详细记录患者24小时出、入液量,给予输液、肠外营养支持。

4. 肠内营养支持的护理

对于术中放置空肠造口管的患者,术后早期经喂养管输注肠内营养液,实施肠内营养支持,改善患者营养状况,促进肠道功能早期恢复。妥善固定喂养管,防止脱出,应定时冲洗管道,以防管道堵塞,通常每次至少用40~50 mL生理盐水或凉白开水冲洗。冲洗时间为输注前、后,给药前、后,连续输注时,可6~8小时定时冲洗1次。速度由慢到快,开始时速度为20 mL/h,逐渐增加,最大速度为100~125 mL/h。

5. 并发症的观察

(1)出血:术后24小时可从胃管内抽出少量暗红色胃液,一般不超过300 mL,并逐渐减少。如胃管内短时、大量引出鲜红色胃液,每小时胃液量超过100 mL,同时患者出现头昏、脉搏加快、恶心、呕吐、黑便、血压下降,应考虑胃内出血。

(2)吻合口瘘:常出现于术后4~6天,表现为右上腹突然剧烈疼痛及腹膜刺激征,应注意腹痛及体温的变化情况。

(3)胃排空障碍:患者胃管内胃液量没有逐渐减少,反而逐渐增多,或患者进食后出现腹胀、恶心、呕吐、24小时内无排气,提示患者为胃蠕动无力所致的胃排空障碍,应立即嘱患者禁食并通知医师。

(4)倾倒综合征:由于胃大部切除后丧失了幽门括约肌,食物失去控制,未与胃液充分混合就过快地进入空肠,呈高渗浓度,在渗透作用下,大量体液"吸收"到肠组织,使循环血量骤然下降,患者在进食后出现上腹胀痛、心慌、头晕、出汗、呕吐、腹泻,甚至虚脱,应立即让患者平卧,数分钟后可缓解,同时向患者解释发生这种现象的原因。嘱患者少食多餐,饮食以高蛋白质、低碳水化合物为主,不吃过甜、过咸、过浓的饮食,餐时限制饮水、喝汤,餐后平卧20~30分钟,多数可在半年到一年逐渐自愈。

6. 饮食护理

术后胃肠功能恢复排气拔除胃管后,可少量饮水,每次4~5汤勺,2小时1次;如无不适反应,第2天可进清淡流食,每次50~100 mL,2小时1次,如米汤等;第3天改为半流食,每次100~150 mL,可食用稀粥等低脂半流食;第10~14天逐渐过渡到软食。

(二)健康指导

(1)保持心情舒畅,适量活动,避免劳累及受凉。

(2)饮食要有规律,早期要少食多餐,1个月后可逐渐增加进食量。避免生、冷、硬、辛辣、酒等刺激性食物,不食易胀气食物,忌过甜食物,餐后卧床20分钟左右可预防倾倒综合征。

(3)定期复查,术后化疗期间随诊。若有腹部不适、胀满等表现时,应随时复查。

第五节　肾脏疾病重症护理常规

一、肾衰竭护理常规

肾衰竭分为急性肾衰竭和慢性肾衰竭。急性肾衰竭是指肾功能在短时间内(数小时或数天)急剧下降的临床综合征,患者血肌酐水平平均每天上升幅度不少于44.2 μmol/L;慢性肾衰竭是由各种原发性肾脏疾病或继发于其他疾病引起的肾脏进行性损伤和肾功能的逐渐恶化。

(一)临床表现

1. 身体不适

由于毒素和废物在体内不断堆积,患者可能会感到浑身不适,症状包括恶心、呕吐、夜间睡眠不好或嗜睡、食欲缺乏、瘙痒和疲劳。

2. 水肿

一些患者会出现水肿现象,如手、足踝水肿,眼睛周围肿胀,还可出现尿量减少、尿频(尤其在夜间)。

3. 贫血

由于肾脏功能遭受损害,人体不能产生制造红细胞所需的足量激素,因而出现贫血。贫血的人经常会感到寒冷和疲惫。

4. 其他患病症状

患者还可能出现血尿(呈茶色或血红色)、高血压、尿液中出现泡沫、腹泻、极度口渴、性欲下降、气短等。

(二)护理措施

1. 绝对卧床休息

急性肾衰竭患者应绝对卧床休息,直到症状消失、尿蛋白正常为止,恢复期可适当活动。

2. 病情的观察及护理

严密观察患者生命体征及出、入液量的变化,定时测量体温、脉搏、呼吸、血压和出、入液量并详细记录。

(1)少尿期的观察与护理:少尿期一般5~7天,有时可达7~14天,尿量少于400 mL为少尿,尿量少于100 mL无尿。

①严密观察患者有无胃肠道症状,如厌食、恶心、呕吐及消化道出血等。

②严密观察患者神经系统的症状,如性格的改变、表情淡漠、昏迷、抽搐等。

③观察患者有无酸中毒、高钾血症,以及低钠血症、低钙血症等。

④急性肾衰竭患者多数需要透析治疗,做好透析护理是一项重要措施。

(2)多尿期的护理:此期通常持续1~3周,尿量多者每天可为3000~5000 mL。患者可由尿量过多而引发低钾血症,由脱水引起高钠血症及低血压、上消化道出血、感染、心律失常等,应严密观察并积极处理。

(3)恢复期的护理:应鼓励患者适当运动,合理饮食,避免使用具有肾毒性的药物,预防感染。

(4)准确测量并记录24小时出、入液量:出液量包括尿量、呕吐、腹泻、引流液、失血量及透析超滤量;入液量包括摄入所有食物含水量。测量、记录应准确。

(5)非透析患者的护理:非透析患者应严格控制入液量,避免水中毒。入液量=前一天的出液量+基础补液量(基础补液量=不显性失液量-内生水量)。

3. 饮食的护理

(1)正确指导患者进食高效价蛋白质和含钾量少、含水量少的食物。

(2)尽量避免进食含钾量高的食物及具有肾毒性的药物。

二、慢性肾功能不全护理常规

(一)护理评估

(1)评估既往病史。

(2)身体评估:生命体征、颈静脉怒张、皮肤瘙痒等。

(3)了解患者的实验室检查结果。

(二)护理措施

1. 活动与休息

终末期患者绝对卧床休息,躁动不安时上床栏架,以防坠床或其他意外的发生,并安排专人守护。

2. 饮食护理

遵医嘱给予易消化、高维生素、低磷、低盐、优质低蛋白饮食。

3. 密切观察病情

及时发现少尿、无尿和神志的改变,及时发现急性左心衰竭、肺水肿等并发症,遵医嘱做好对症处理。

4. 控制体液平衡

根据医嘱准确记录24小时出、入液量、测体重。

5. 透析护理

如行腹膜透析者,应做好透析前、后的护理,严格无菌操作。血液透析的患者按血液透析、护理常规,做好术前准备及术后护理。

6. 口腔及皮肤护理

预防口腔感染,防止皮肤破溃。

7. 贫血与出血

按医嘱给予患者输注新鲜血,滴速宜慢,并注意观察患者输血反应,如有异常,及时处理。

(三)健康指导要点

(1)用药常识。

(2)1周后复诊和就诊的指征。

(四)注意事项

(1)合理饮食。

(2)保持良好的精神状态,注意休息。

(3)预防感染的发生。

(五)护理记录单书写规范

(1)病重(病危)患者护理记录单至少每天记录1次,病情变化、护理措施和效果变化随时记录,病情变化应为护理所能观察的症状、体征的动态变化。记录时间应当具体到分钟。

(2)非病重(病危)患者护理记录单按要求书写,项目包含日期、时间、观察记录内容、护士签名,分列显示,可对护理所能观察的症状、体征、护理措施和效果进行记录,要求简洁、规范。

(3)护理记录单应体现相应的专科护理特点:

①监护室病重(病危)患者护理记录单内容至少包含监测指标、出液量、入液量、用药执行、基础护理、病情观察、护理措施和效果。监测指标至少包含生命体征、瞳孔、意识、仪器参数;出、入液量应包含每个出、入出途径的详细记录;用药执行应写明药物名称、剂量。

②手术患者要有术后护理情况的记录,包括患者麻醉方式、手术名称、返回病区时间、伤口出血情况、各种管路情况及引流液的性质和量等。手术当天及术后按要求书写交接记录,病情变化时随时记录。

③已有压疮的患者应记录损伤部位、分期及大小(长×宽×深)、渗出液情况、处理措施及转归。

④执行输血医嘱后记录输血过程、输血种类、输血量,以及患者有无输血反应。

⑤因疾病或治疗而出现某种症状时,记录患者主诉、临床表现、处置及护理措施,观察效果并记录。

(4)抢救患者随时记录病情变化,因抢救未能及时书写护理记录的,在抢救结束后6小时内据实补记,并加以注明。

(5)及时打印重病护理记录单并签名。

三、肾肿瘤术后护理常规

肾肿瘤约95%是恶性的,良性的很少见。恶性的肾肿瘤依据发病年龄和病理解剖学的特点,可分为两大类型。

(1)幼儿的肾肿瘤:多称为肾胚胎瘤,大多发生在3岁以前。

(2)成人的肾肿瘤:常见于40岁以上,男性多于女性。

(一)临床表现

1. 肾癌

(1)早期缺乏典型症状,常在体检时,通过B超偶然发现。

(2)典型的临床表现:突发性、无痛性全程肉眼血尿,疼痛,腰部肿块。

(3)10%~40%患者出现副瘤综合征:高血压、发热、贫血、体重下降等。

2. 肾母细胞瘤

(1)腹部肿块为主要表现。

(2)腹痛、血尿、发热、贫血、消瘦、高血压是常见症状。

(3)腹部肿块巨大时,可出现下肢水肿、腹壁静脉怒张等压迫症状。

3. 肾血管平滑肌脂肪瘤(肾错构瘤)

多数无症状,肿瘤内或肿瘤周围出血时可有腰痛。

(二)治疗方法

(1)单纯性肾癌切除术和根治性肾癌切除术。

(2)放射治疗(简称放疗)。

(三)护理评估

(1)评估患者健康史,了解既往病史及治疗经过,有无高血压、糖尿病及其他疾病。

(2)评估患者生命体征、面色、神志、末梢血管温度及尿量,了解有无内出血和肾衰竭的表现。

(3)评估肾脏检查结果,如CT、磁共振成像、肾功能等,重点了解对侧肾功能情况。

(4)评估患者对疾病手术的认识和心理状态,有无紧张、焦虑等。

(四)护理措施

(1)按泌尿外科术后护理常规及麻醉后护理常规护理。

(2)肾切除患者术后平卧位至清醒,生命体征平稳后半卧位,鼓励患侧卧位,有利于肾窝愈合。

(3)肾部分切除患者绝对卧床1周,防止吻合口出血及肾下垂。

(4)严密观察伤口处渗血、渗液的量及性质,及时更换敷料,保持局部清洁、干燥。

(5)肾部分切除患者,观察生命体征及伤口引流液的颜色、性质、量及尿液颜色。

(6)检测肾功能变化,注意尿量和血尿情况,遵医嘱准确记录出、入液量,警惕一侧肾切除后引起急性肾衰竭及术后继发出血。

(五)术后并发症的观察及预防

1. 感染

(1)病情观察:观察体温变化,监测生命体征、尿液颜色和性状,以及评估尿液检查结果。

(2)护理:

①加强观察,做好基础护理。

②做好伤口及引流管护理,保持切口清洁,敷料有渗出时及时更换,保持引流管引流通畅且妥善固定。

③发现感染迹象时,及时通知医师处理。

④鼓励患者做有效咳嗽,防止肺部感染。

2. 术后出血

(1)病情观察:生命体征(血压、脉搏)的变化、尿色变化、切口引流液的量及性质变化。

(2)护理:

①卧床休息(肾部分切除患者绝对卧床休息1周以上),遵医嘱使用止血药。

②出血量大、血容量不足的患者给予输液和输血。

③对经处理出血未能停止者,积极做好手术止血准备。

④鼓励患者多饮水,保持排便通畅。

(六)健康指导

(1)保持健康的生活习惯,树立战胜疾病的信心。

(2)多食新鲜鱼、肉、蛋、豆制品、蔬菜和水果,增强机体抵抗力。

(3)肾癌术后生物治疗期间,患者可能出现发热等不良反应,注意保暖;发热时,应用物理降温或遵医嘱使用药物降温。定期监测血常规变化。

(4)肾母细胞瘤术后,患者应坚持化疗、放疗。

(5)部分肾切除术后,患者需保持大便通畅,3个月内禁止提重物、重体力劳动等增加腹内压的活动,防止肾出血,如出现血尿或腰酸、肾区肿块,及时到医院就诊。

(6)肾切除患者出现血压升高、腰酸、尿量减少等情况,应及时到医院就诊。

(7)定期门诊随访,复查肾功能。

四、血液滤过护理常规

血液滤过(简称血滤)是一项以模拟正常的滤过作用为原理,以对流为基础的血液净化技术。它是将血液引入中空的纤维结构滤器,主要利用膜两侧的压力梯度差,使得体内废物及过多水分得以清除,并补充与细胞外液成分相似的电解质溶液,从而达到血液净化的临床技术。主要适应证有急、慢性肾功能不全,严重酸碱及电解质紊乱,高血容量性心功能不全等。

(一)操作前护理

(1)将血滤机推至床旁,并用酒精纱布擦拭机身。

(2)协助医师预冲血滤管路,尽量保证周围环境无人员走动。

(3)遵医嘱配置置换液,并将其摆放至铺无菌治疗巾的治疗车上层,用无菌治疗巾覆盖,置换液有效期为24小时。

(4)准备500 mL生理盐水2瓶,250 mL 5%碳酸氢钠溶液1瓶,并连接好输液器,碳酸氢钠溶液需使用输液泵泵入。

(二)操作中护理

(1)操作前戴口罩,"七步洗手法"洗手,严格无菌操作。

(2)深静脉置管外露部分下方铺无菌治疗巾。

(3)回抽中心静脉置管双腔,观察有无回血,并用生理盐水20 mL脉冲式冲洗,确认管路是否通畅。

(4)连接好血滤管路,并妥善固定,动脉端三通连接生理盐水(冲洗管路用),静脉端2个三通分别连接生理盐水及碳酸氢钠溶液。

(5)检查各连接处的连接是否牢固,防止漏血。

(6)打开血滤管路各处卡子,开启血滤机,遵医嘱调节碳酸氢钠溶液的泵入速度。

(7)检查血路、管路的动、静脉端压力,以及跨膜压有无异常,如有异常,及时通知医师并处理。

(8)准确记录血滤开始时间及各项设定参数。

(9)严密监测患者生命体征及CVP,尤其是开始血滤半小时内的血压变化。

(10)保证血滤过程中血泵的正常运转,确保管路的通畅,避免管路打折。

(11)及时、正确处理血滤过程中的报警。

(12)更换置管液时,要将置管液挂在血滤机置换液专用挂钩上操作,确保无菌,滤出液必须倾倒至废液池内。

(13)使用血滤机进行治疗时,及时抽吸集气小壶内的气体,应用血滤机时应及时调节排气室液面,避免空气进入管路。

(14)在整个血滤过程中,尽可能保证入液匀速。

(15)注意为患者保暖,将血滤加温装置调整至适当温度,防止发生低体温。

(16)正确留取血标本,监测电解质水平,防止发生电解质紊乱。

(17)如需使用肝素抗凝,先准备泵入肝素,并定时监测凝血功能,注意观察患者有无出血倾向。

(18)每12小时准确总结记录出、入液量1次。

(19)深静脉置管护理同留置中心静脉导管护理常规。

(20)填写血滤机使用登记手册。

(三)操作后护理

(1)血滤结束后,先用生理盐水冲洗深静脉置管动脉端,然后冲洗血滤管路,尽可能将管路内血液冲洗干净,以保证血液回输;若不能,则放弃回输血液,避免血栓进入患者体内。

(2)用生理盐水20 mL脉冲式冲洗深静脉置管双腔,并确认有无回血(未见回血或推注有阻力,不可高压冲管,避免将血栓推入),之后常规使用浓度为12.5 U/mL肝素盐水正压封闭管腔。如遇凝血功能异常患者,可遵医嘱选择生理盐水或适当浓度的肝素盐水进行封管。

(3)准确记录血滤结束时间、置换液和滤出液量。

(4)关闭血滤机,戒除装置。

(5)用酒精擦拭血滤机,保护好压力感受器,使血滤机处于完好备用状态。

(6)填写血滤机使用登记手册。

(7)整理患者床单位,收拾用物,洗手。

第六节　出、凝血障碍护理常规

一、弥散性血管内凝血护理常规

(一)护理评估

1. 症状与体征

患者有无出血、微血栓、溶血及肾、肺、脑及胃肠道功能障碍的表现。

2. 健康史

患者有无发生弥散性血管内凝血的原发疾病史,如外科手术、创伤、感染、恶性肿瘤等。

3. 实验室检查

评估血小板数、凝血酶原时间、纤维蛋白原、血浆鱼精蛋白副凝试验结果。

4. 心理社会状况

有无恐惧、焦虑等不良情绪,患者和家属是否担心疾病的发展与预后。

(二)护理问题

(1)皮肤完整性受损:与皮肤黏膜出血有关。

(2)有感染的危险:与机体抵抗力下降及留置各种管道有关。

(3)组织灌注量改变:低血压或休克与血容量减少、心排血量降低及动静脉血流受阻有关。

(4)潜在并发症:休克、多发性微血管栓塞、呼吸衰竭、急性肾衰竭、多器官功能衰竭。

（三）护理措施

1. 一般护理

（1）安排患者以绝对卧床休息为主,如患者发生休克取中凹位,呼吸困难者取半坐卧位,注意保暖,给予吸氧。

（2）给予患者营养丰富、易消化的流质或半流质饮食。有消化道出血者应酌情进冷流质饮食或禁食,不能进食者予鼻饲或静脉营养支持。

（3）加强基础护理、生活护理,预防护理并发症。

（4）病室定期消毒,预防交叉感染。

2. 病情观察

（1）观察患者神志、生命体征、尿量变化,准确记录24小时出、入液量,及时发现休克或重要器官功能衰竭。

（2）注意静脉采血时有无血液迅速凝固的早期高凝状态；观察皮肤的颜色与温、湿度,有无皮肤黏膜和重要器官栓塞的症状和体征,如肺栓塞表现为突发胸痛、呼吸困难、咯血；脑栓塞引起头痛、偏瘫、抽搐、昏迷等；肾栓塞引起腰痛、血尿、少尿或无尿,甚至急性肾衰竭；皮肤栓塞可出现手指、足趾、耳部发绀等。

（3）出血的观察：注意出血部位、范围及其严重度的观察,持续、多部位的出血或渗血,特别是手术伤口、穿刺点和注射部位的持续性渗血,是发生弥散性血管内凝血的特征。如患者出现剧烈头痛、呕吐、血压升高等脑出血症状时,应立即报告医师,抬高床头15°~30°,遵医嘱给予具有脱水降颅压、止血等作用的药物。

3. 药物治疗的护理

（1）迅速建立2条静脉通道,以保证抢救药物的应用和液体补充。

（2）抗凝药：观察有无全身出血倾向,尽量减少肌内注射及各种穿刺,以免引起局部血肿。

（3）抗纤溶药：静脉给药时,速度不宜过快,此类药物可加重组织缺血、缺氧、坏死,在少尿、休克时会使病情恶化,因此尽量少用或不用。

（4）特殊治疗的护理：补充凝血因子、浓缩血小板、新鲜全血与血浆,并采取相应的护理措施。

4. 心理护理

理解、关心、体贴患者,正确引导家属当好照顾者的角色,教会家属处理各种应激原的方法。化解患者与家属的心理症结,实施行之有效的心理护理。

5. 其他

意识障碍患者给予安全保护措施。

（四）健康教育

（1）告知患者与家属易诱发弥散性血管内凝血的疾病必须彻底地诊治,并且要去除诱发因素,如感染、酸中毒、缺氧和休克等。
(2)患者病情缓解后,应增进营养和康复锻炼,加强机体抵抗力。

二、肺栓塞护理常规

(一)护理评估
(1)评估病室环境、空气温度、相对湿度。
(2)观察患者生命体征的变化、胸痛及呼吸困难的程度,有无晕厥、咯血、意识障碍等。

(二)护理措施
(1)保持病室内空气新鲜,温度、相对湿度适宜。
(2)急性期绝对卧床休息,肢体制动,避免突然改变体位,以防栓子脱落。合并下肢深静脉血栓者,无血栓侧肢体应加强床上主动活动,避免新的血栓形成。
(3)多吃粗纤维食物,减少脂类、糖类的摄入,多吃水果,多饮水,增加液体摄入,防止血液浓缩。保持大便通畅,防止用力排便诱发肺栓塞,必要时给予缓泻剂。
(4)保持呼吸道通畅,及时氧疗。
(5)遵医嘱使用抗凝剂,观察有无出血倾向,如皮下瘀斑、牙龈出血、黑便等。低分子肝素注射部位首选腹部,以脐周为宜。注射时,捏起皮肤形成皱褶,垂直进针,注意避免硬结与瘀斑。注射后妥善按压穿刺点,一般4分钟,有凝血功能障碍者,适当延长按压时间,防止出血。
(6)必要时使用镇静、止痛、镇咳等治疗措施。
(7)安慰患者,加强沟通,增加患者安全感。

(三)健康指导要点
(1)指导患者行深慢呼吸,降低耗氧量。
(2)指导患者在床上排便,养成良好的排便习惯。

(四)注意事项
(1)遵医嘱积极治疗原发病,防止复发。
(2)注意观察有无下肢深静脉血栓形成的征象。

第七节　中枢神经系统重症护理常规

一、脑卒中护理常规

(一)临床表现
(1)临床上表现为一过性或永久性脑功能障碍的症状和体征。
(2)脑卒中分为缺血性脑卒中和出血性脑卒中。

(3)临床表现以猝然昏扑、不省人事、突然发生口眼歪斜、半身不遂、舌强言謇、智力障碍为主要特征。脑卒中包括缺血性脑卒中(短暂性脑缺血发作、动脉粥样硬化性血栓性脑梗死、腔隙性脑梗死、脑栓塞)、出血性脑卒中(脑出血、蛛网膜下腔出血)、高血压脑病和血管性痴呆四大类。

(二)常见的预兆

(1)肢体麻木,突然感到一侧面部或手脚麻木,有的为舌麻、唇麻。

(2)暂时性吐字不清或讲话不灵。

(3)与平时不同的头痛。

(4)不明原因突然跌倒或晕倒。

(5)短暂意识丧失或个性和智力的突然变化。

(6)全身明显乏力,肢体软弱无力。

(7)恶心、呕吐或血压波动。

(8)整天昏昏欲睡,处于嗜睡状态。

(9)某一侧肢体不自主地抽动。

(10)双眼突感一时看不清眼前出现的事物。

(三)危险因素

1. 高血压病

无论是出血性脑卒中还是缺血性脑卒中,高血压是最主要的独立危险因素,应通过抗高血压药、低盐饮食等将血压逐渐降至140/90 mmHg以下。

2. 糖尿病

通过控制饮食、服用降糖药,将血糖降至3.9~6.1 mmol/L的正常范围。

3. 心脏疾病

如风湿性心脏病、冠心病,尤其需防止心房颤动引起栓子脱落造成脑栓塞。

4. 血脂代谢紊乱

极低密度脂蛋白、低密度脂蛋白是引起动脉粥样硬化的最主要脂蛋白,高密度脂蛋白是抗动脉硬化脂蛋白。

5. 短暂性脑缺血发作

短暂性脑缺血发作本身是缺血性中风分类的一个类型,也可以是脑梗死的先兆或前驱症状,应及时治疗。

6. 血液流变学紊乱

血液流变学紊乱,特别是全血黏度增加时,脑血流量下降,其中红细胞压积增高和纤维蛋白原水平增高是缺血性中风的主要危险因素。

7. 肥胖

肥胖与超重均为缺血性脑卒中的危险因素,与出血性脑卒中无关。

8. 年龄和性别

年龄是动脉粥样硬化的重要危险因素,动脉粥样硬化程度会随年龄增高而增加。50岁以上患者随着年龄增加,脑卒中发病率也有增加,但研究发现青中年脑卒中发病者也有增加,不可忽视。一般来说女性脑卒中发病率低于男性。

9. 其他

吸烟与酗酒。

(四)护理措施

脑血管病患者中有20%左右的人有言语障碍,主要表现为失语、语言辨别障碍、失读和失写。不管哪种情况,都会严重影响患者的日常生活能力,因此对语言障碍的康复训练十分必要。无论是医护人员还是患者家属,都应该积极、耐心且有计划地帮助患者恢复说话能力。

(1)对不会说话的患者,先教他用喉部发"啊"音,也可以让他用嘴吹火柴诱导发音,因唇音最易恢复。能发音的患者先随训练者念字和词汇,然后可以独立练习,由易而难,由短而长。还可以给患者一面镜子,让他看别人的口型,对着镜子随时矫正。当患者的读音基本独立时,先让患者听常用词句的前半句,再让他说出后半句。

(2)对语言辨别、理解困难的患者,要做言语刺激训练。可在患者面前摆些图片,让患者按训练者的口令指图,一个图片一个图片地进行,当指误率仅为30%时,再增加图片数目和词汇。同时,做命名练习,给患者看图片,让其说出名称;还可以做听语字练习,训练者念字或词汇,让患者指出图片上的字或词汇。对于失读的患者,则让他读卡片上的字。对失写的患者,则要教他抄写、听写和自己书写。

(3)有的患者病情复杂,如伴有视觉障碍者看不见东西,就让他接触实物,再叫出物名。对伴有语音障碍的患者,由于言语器官无力、肌张力异常或失调,就要进行呼吸训练,使患者说话时能保持一定的呼气压时间(男15秒,女10秒);还要进行发音训练,使呼气与声带运动和振动能够协调,以便自然发音;调音器官的运动训练也是必要的,以使下腭舌、唇的运动功能恢复。

(4)在教患者说话的过程中,对患者要热情、细心、耐心,要不断鼓励患者,帮助患者克服困难,最大限度地恢复说话功能。

(5)家庭所有成员都应积极关心、体贴、尊重和谅解患者,使患者感受到家庭的温暖和照顾。绝不能在患者面前表现烦躁、讨厌,以及随意训斥患者,也不可装聋作哑,不理睬患者。对待患者的合理需要,要尽量设法给予满足。

(6)脑卒中,俗称中风,是由高血压和动脉硬化所引起脑血管损害的一种疾病,常见于中老年人,其发病率、致残率较高,严重影响中老年人的健康。脑卒中患者除需药物治疗外,合理调配饮食对康复也具有重要作用。脑卒中患者康复期无吞咽困难,宜以清淡、少油腻、易消化的柔软、平衡膳食为主。

(五)饮食护理

(1)应限制摄入动物脂肪,如猪油、牛油、奶油等,以及含胆固醇较高的食物,如蛋黄、鱼子、动物内脏、肥肉等,因为这些食物可使胆固醇含量明显升高,会促进动脉硬化;可采用植物油,如豆油、茶油、芝麻油、花生油等,因其中所含不饱和脂肪可促进胆固醇排泄及转化为胆汁酸,从而达到降低血中胆固醇含量、推迟和减轻动脉硬化的目的。

(2)饮食中应有适当蛋白质,常吃些蛋清、瘦肉、鱼类、各种豆类及豆制品,以供给身体所需要的氨基酸。一般每天饮牛奶及酸牛奶各1杯,因牛奶中含有牛奶因子和乳清酸,能抑制体内胆固醇的合成,降低血脂及胆固醇的含量,饮牛奶时可将奶皮去掉。豆类含豆固醇,也有促进胆固醇排出的作用。

(3)要多吃新鲜蔬菜和水果,因其中含维生素C和钾、镁等。维生素C可降低胆固醇,增强血管的致密性,防止出血;钾、镁对心血管有保护作用。

(4)可多吃含碘丰富的食物,如海带、紫菜、虾米等,碘可减少胆固醇在动脉壁上沉积,防止动脉硬化的发生。

(5)每天食盐摄入量在5 g以下为宜,因食盐中含有大量钠离子,人体摄入钠离子过多,可增加血容量和心脏负担,并能增加血液黏稠度,从而使血压升高,对中风患者不利。

(6)忌用兴奋神经系统的食物,如酒、浓茶、咖啡及刺激性强的调味品。此外,少喝肉汤对保护心脑血管系统及神经系统有益,且需忌暴食。

二、癫痫持续状态护理常规

癫痫持续状态是指持续频繁的癫痫发作形成了一个固定的癫痫状况,包括一次癫痫发作持续30分钟以上,或连续发作,发作间歇期意识不恢复者。

(一)观察要点

(1)密切观察患者生命体征、瞳孔、意识、面色及血氧饱和度。

(2)监测动脉血气、血生化,维持内环境的稳定。

(3)监测药物反应:静脉注射地西泮、氯硝西泮对呼吸、心脏均有抑制作用,因此注射时应严密观察患者呼吸、心跳、血压等情况。

(4)观察发作类型、部位、持续时间、间隔时间及发作时的症状表现和发作后情况。

(二)护理措施

1. 评估

了解患者发病前驱症状、诱因、服药史。

2. 急性发作期护理

(1)保持呼吸道通畅,严防窒息:置牙垫于臼齿间,以防损坏牙齿和咬伤舌头;患者昏迷,喉头痉挛,分泌物增多,应随时吸痰,防止窒息,每次吸痰不超过15秒,以免引起反射性呼吸、心跳停止;检查患者的牙齿是否脱落,有义齿应立即取下。

(2)给氧:发作期可加大氧流量和浓度,以保证脑部供氧,随时检查用氧的效果;必要时可行气管插管或气管切开,予以人工呼吸。

(3)防止受伤:加用床挡并安排专人守护,切勿用力按压患者身体,按压时注意力量强度,防止造成患者关节脱臼或骨折;按压的着力点放在患者的关节处,加上海绵垫防止皮肤损伤,防止自伤或他伤。

(4)控制发作:遵医嘱双人操作,缓慢静脉注射抗癫痫药,密切观察患者意识、呼吸、心率、血压的变化。

(5)严格记录出液量和入液量、抽搐间隙时间,发现有脑水肿及心力衰竭的先兆反应立即通知医师。

(6)药物护理:严格遵医嘱准确、按时给药。

(7)降温:患者若伴有高热,随时可能发生呼吸、心力衰竭、急性肺水肿而死亡,应严密监护,采取积极措施降温。

3. 间歇期护理

(1)减少刺激:置患者于单人房间,窗户用深色窗帘遮光,床旁备急救设备和药物。

(2)活动与休息:患者间歇期活动时,注意安全,注意观察间歇期患者意识状态,出现先兆即刻卧床休息,必要时加床挡。

(3)饮食营养:清淡饮食,少进食辛辣食物,禁用烟、酒,避免过饱。

(4)体温测量:选择测肛温或腋温,禁止用口表测量体温。

(5)服药要求:按时服药,不能间断。

(6)口腔护理:3次/天,口唇涂甘油,防止干燥开裂,湿纱布覆盖口唇,保持口腔湿润。

(7)留置胃管:第2天开始给患者置胃管行鼻饲,以38℃流质食物,每次50 mL,6次/天为宜,注意观察有无胃出血现象,防止应激性溃疡的发生。

(8)预防压疮:加强皮肤护理并垫上海绵垫,保持床单清洁、干燥,有大小便污染应及时更换。

(三)健康教育

(1)发作期禁止探视,保持病房绝对安静。

(2)做好心理护理,患者易出现自卑、孤独的异常心态,鼓励患者树立战胜疾病的信心,保持情绪稳定。

(3)嘱患者生活、工作有规律,避免过度疲劳、便秘、停药、睡眠不足和情感冲动等诱发因素;日常生活中,不登高、不游泳、不驾驶车船;外出时,随身携带有注明姓名、诊断的卡片,以便急救时参考。

(4)告知长期服药者按时服药及复查,不宜自行停药或减量。

(5)指导患者适当地参加体力和脑力活动。

三、意识障碍护理常规

意识障碍是由多种原因引起的一种严重的脑功能紊乱,为临床常见症状之一。意识障碍是指一种人们对自身和环境的感知发生障碍,或人们赖以感知的精神活动发生障碍的状态;是一种以兴奋性降低为特点,表现为嗜睡、意识模糊、昏睡,直至昏迷的状态。昏迷可分为浅昏迷和深昏迷两种,浅昏迷表现为不能被唤醒,但吞咽、咳嗽、瞳孔等反射尚存在;深昏迷时意识完全丧失,各项反射均消失。格拉斯哥昏迷评分小于8分为昏迷,分数越低则意识障碍越重。

(1)密切观察患者生命体征及有无脑膜刺激征、颅内压升高等阳性体征的表现,每12小时进行1次格拉斯哥昏迷评分,当有病情变化时,应增加评分次数。

(2)格拉斯哥昏迷评分小于8分的患者要观察瞳孔情况并记录,必要时缩短评分及观察瞳孔时间间隔,以便及时发现病情变化。需要强调的是,要观察双侧瞳孔的变化。在患者应用镇静药物以后或全身麻醉术后未醒时,患者可表现为双眼瞳孔缩小,应加以鉴别。

(3)保证呼吸道通畅,无人工气道的患者必要时放置口咽通气道,以便于清除呼吸道分泌物及防止舌后坠;有气管插管和气管切开的患者,护理同人工气道护理常规。

(4)无特殊体位要求的患者,床头抬高30°~45°,每2小时为患者翻身、叩背1次,体位引流,防止发生误吸及肺感染。

(5)应用排痰仪进行肺部物理治疗时,需要注意的是,频率在15~30 Hz时,才能加强气道纤毛的摆动,从而达到痰液引流的目的。

(6)观察患者皮肤变化,预防压疮的发生。

(7)应做好消化道的护理,密切观察患者应用胃肠营养支持后有无胃潴留及大便情况。

(8)观察患者外周静脉穿刺处的情况及补液的情况。

(9)认真做好口腔护理,必要时遵医嘱使用药物漱口水进行口腔冲洗,冲洗时应双人合作,边冲洗边吸引,防止发生误吸。松动的牙齿应用线系住,线头在口腔外妥善放置并固定,预防牙齿脱落而发生意外。

(10)对于病情危重无法进行床上洗头的患者,与家属协商将头发剃短,以便于护理。

(11)对于出汗较多的患者,保持患者皮肤及床单位清洁与干燥。

(12)对于应用冰袋或冰毯进行物理降温的患者,避免发生冻伤。

(13)注意保护患者眼睛,及时清除眼部分泌物,避免发生眼部疾病,可征求医师意见给予抗生素眼药水点眼;眼睑不能闭合者,应遵医嘱使用药物保护眼睛。

(14)做好安全防护,躁动患者应予以适当约束,避免坠床或碰伤,抽搐时用牙垫将上下牙齿隔开,避免舌咬伤。

(15)保持各肢体处于功能位,采用"丁"字板预防足下垂。

四、颅内肿瘤术后护理常规

颅内肿瘤是神经外科最常见的疾病之一,分为原发性和继发性两大类,包括神经胶质瘤、脑膜瘤、听神经瘤、垂体腺瘤、颅咽管瘤及转移瘤等。患者主要表现为头痛、恶心、呕吐、视乳头水肿,可伴有神经功能障碍,如肢体瘫痪、感觉障碍、视力减退、精神症状和语言障碍等。严重时可发生脑疝危及生命。听神经瘤早期可出现耳鸣、耳聋,随后出现三叉神经痛、面神经障碍和小脑病变等症状。颅咽管瘤以生长发育迟缓、多尿等内分泌症状为主要特征,治疗以手术治疗为主,可辅助放疗、化疗等。

(一)术后护理

1. 卧位

一般患者清醒后抬高床头15°~30°,以利于静脉回流,减轻脑水肿,降低颅内压。

2. 病情观察

严密观察患者生命体征及肢体活动,特别是意识及瞳孔的变化。术后24小时内易出现颅内出血、脑水肿,进而引起脑疝等。当患者意识由清醒转为嗜睡或躁动不安,瞳孔逐渐散大且不等大,对光反射迟钝或消失,伴对侧肢体活动障碍加重,同时出现脉缓、血压升高,要考虑颅内出血或脑水肿的可能,应及时报告医师。

3. 保持出入量平衡

术后静脉补液时,注意控制液体的入量在1000~2000 mL/d。

4. 脑室引流的护理

脑室引流的护理内容见脑室引流护理常规。

5. 骨窗的护理

神经胶质瘤术后,为了起到减压的作用,一般将患者颅骨骨瓣去除或游离,成为骨窗或游离骨瓣。骨瓣去除后,脑组织外只有头皮保护,易受伤,应加强保护。通过骨窗还可直接观察颅内压变化,如骨窗处张力较大或脑组织膨出,说明颅内压增高,应采取措施降低颅内压。

6. 功能锻炼

术后患者常有偏瘫或失语,要加强患者肢体功能锻炼和语言训练。协助患者肢体进行被动活动,按摩肌肉,防止肌肉萎缩。耐心辅导患者进行语言训练,指导患者从简单发音开始,逐步练习多音节词,鼓励患者家属建立信心,平时给患者听音乐、广播等,刺激其听觉中枢。

(二)健康指导

(1)注意保持心情愉快、乐观,面对现实,情绪稳定,适当参加一些体育活动。

(2)饮食有规律,多食高蛋白、富含维生素的食物。

(3)生活起居规律,作息合理,劳逸结合,要注意避免感冒,尽量少到人员密集的公共场所。

(4)根据病情进行肢体的功能锻炼及语言训练。

(5)按医师要求按时服药,自我观察,定期复查,如果出现头痛、恶心、高热或癫痫发作症状,应及时到医院就诊。

(6)保护好颅骨骨窗,外出时要戴帽子,防止重物或异物掉落。

五、垂体腺瘤术后护理常规

垂体腺瘤是发生于腺垂体的良性肿瘤。如果肿瘤增大,压迫周围组织,则出现头痛、视力减退、视野缺损、上睑下垂及眼球运动功能障碍等压迫症状。治疗一般以手术为主,也可行药物和放疗。手术治疗包括开颅垂体瘤切除术和经口鼻或经单鼻蝶窦垂体瘤切除术。垂体瘤患者有发生垂体卒中的可能。垂体卒中为垂体肿瘤内突然发生出血性坏死或新鲜出血。典型症状为突然头痛,1~2天出现眼肌麻痹、视觉障碍、视野缺损及进行性意识障碍等。如发生上述情况应按抢救程序及时进行抢救。

1. 卧位

患者未清醒时,取平卧位,头偏向一侧,清醒后拔除气管插管。无脑脊液鼻漏者应抬高床头15°~30°;有脑脊液鼻渗/漏者,一般去枕平卧3~7天,具体时间由手术医师决定,床头悬挂"平卧"提示牌。

2. 患者术后返回病室

患者需经口吸氧,先将氧流量调至2~3 L/min,再将吸氧管轻轻放入患者口腔中并用胶布将管路固定于面部,防止不慎脱落,及时吸除口腔及气管插管的内分泌物,维持呼吸道通畅。

3. 生命体征的监测

麻醉清醒前、后应定时测量患者生命体征,特别注意观察瞳孔对光反射是否恢复。

4. 拔除气管插管指征及方法

(1)双侧瞳孔等大(或与术前大小相同)。

(2)瞳孔对光反射敏感。

(3)呼之能应,可遵医嘱做简单动作。

(4)将口腔内分泌物吸除干净。

(5)术中无特殊情况。

(6)拔除气管插管时,患者应取平卧位头偏向一侧,抽出气囊中的空气,嘱患者做吐物动作,顺势将插管迅速拔出。

5. 伤口护理

如无脑脊液鼻漏者,术后3天左右拔除鼻腔引流条,用呋麻滴鼻液滴鼻,每天4次,每次2~3滴,防止感染。如有鼻漏,术后5~7天拔除鼻腔引流条。拔除鼻腔引流条后勿用棉球或纱布堵塞鼻腔。

6. 口腔护理

如经口鼻蝶窦入路手术,口腔内有伤口,应每天做口腔护理,保持口腔清洁。由于术后纱条填塞鼻腔止血,患者只能张口呼吸,易造成口腔干燥、咽部疼痛不适,此时,应用湿纱布盖于口唇外,保持口腔湿润,必要时遵医嘱雾化吸入。

7. 术后并发症的护理

(1)脑出血:常在术后24~48小时发生,当患者出现意识障碍(昏睡或烦躁)、瞳孔不等大或外形不规则、视物不清、视野缺损、血压进行性升高等症状时,提示有颅内出血可能,应及时通知医师,必要时做急诊CT或行急诊手术。如未及时发现或采取有效措施,将出现颅内血肿、脑疝,甚至危及患者生命。

(2)尿崩症和(或)电解质紊乱:由于手术对神经垂体及垂体柄有影响,术后一过性尿崩发生率较高。大量排尿,每小时尿量200 mL以上,连续2小时以上,即为尿崩症。需监测患者每小时尿量,准确记录出、入液量,合理经口、经静脉补液,必要时口服抗利尿药,或静脉泵入垂体后叶素控制尿量,保持出、入液量平衡。电解质紊乱则可由手术损伤下丘脑或尿崩症致大量排尿引起,易造成低血钾等表现,临床上每天早晨应监测患者血电解质情况,及时给予补充。

(3)脑脊液鼻漏:由术中损伤鞍膈所致,常发生于术后3~7天,尤其是拔除鼻腔填塞纱条后,观察患者鼻腔中有无清亮液体流出。因脑脊液含有葡萄糖,可用尿糖试纸粉色指示端检测,阳性则提示有脑脊液鼻漏(如混有血液时,也可呈现假阳性,需注意区分)。此时,患者应绝对卧床,去枕平卧2~3周。禁止用棉球、纱条、卫生纸填塞鼻腔,以防逆行感染。

(4)垂体功能低下:由机体不适应激素的变化引起,常发生于术后3~5天。患者可出现头晕、恶心、呕吐、血压下降等症状。此时,应先查血钾浓度,与低血钾相鉴别。一般用生理盐水100 mL+琥珀氢化可的松100 mg静脉滴注后可缓解。

第八节　多器官功能障碍综合征护理常规

多器官功能障碍综合征主要是指机体在遭受严重创伤、感染、中毒、大面积烧伤、急诊大手术等损害24小时后,同时或序贯出现的2个或2个以上器官功能失常,以至衰竭的临床综合征。

一、护理评估

(一)呼吸系统

早期可见呼吸频率增快至20次/分,吸入空气是血氧分压<70 mmHg,胸部X线检查可正常;中期呼吸频率>28次/分,血氧分压<60 mmHg,血二氧化碳分压>35 mmHg,胸部X线检查可见肺泡实性改变;晚期可见呼吸窘迫,血氧分压<50 mmHg,血二氧化碳分压>45 mmHg,氧合指数<200。

(二)泌尿系统

轻度肾功能障碍,血容量不足,尿量维持40 mL/h,尿钠、血肌酐可正常;严重时无尿或少尿。

(三)循环系统

心脏是多器官功能障碍综合征的终末器官,心率增快、心肌酶水产正常,发展到心动过速、心肌酶水平升高,甚至室性心律失常、心室颤动、心跳停止。

(四)内分泌系统

内分泌系统表现为血糖升高或降低,以及酸中毒或碱中毒。

二、护理问题

(1)体液不足。

(2)气体交换受损。

(3)体温异常。

(4)活动无耐力。

(5)潜在并发症:感染、皮肤受损的危险。

(6)焦虑、恐惧。

三、护理措施

(1)了解多器官功能障碍综合征发生的原因及其典型表现和非典型变化,如出血热患者少尿性肾衰竭。做到掌握病程发展的规律并给予预见性护理。

(2)严密监护患者各项重要指征(体温、血压、呼吸、脉搏、意识、尿量),重点加强呼吸、心脏及肾功能的监测,并详细记录各种数据。护士对患者病情认真负责,观察细致,做出正确有效的判断,可以及时通知医师,赢得抢救的时机。

(3)加强多器官功能障碍综合征患者的各种导管及引流管的护理。多器官功能障碍综合征患者往往需要插多种导管及引流管,易导致感染,影响预后,因此要加强导管的护理。

(4)中心静脉穿刺置管的护理,如锁骨下静脉、股静脉插管,应随时观察插管有无扭曲、脱出,输液是否通畅。每天做穿刺点细菌培养,消毒穿刺点皮肤,并更换敷料1次,如有浸湿、污染,随时更换。

(5)保证营养与热量的摄入,多器官功能障碍综合征患者机体处于高分解代谢状态,体内能量消耗很大,患者免疫力受损,应想方设法保证营养支持。通过鼻饲或胃肠外营养,改善糖、脂肪、蛋白质等供应,并应注意维生素和微量元素的补充。

(6)加强基础护理,防止感染:多器官功能障碍综合征患者免疫力低下,极易感染,尤其是肺部感染,压疮是发生感染的另一途径。因此,多器官功能障碍综合征患者要经常清洁口腔,定时翻身、拍背、吸痰。

四、健康指导

(1)多器官功能障碍综合征患者病情危重,时有烦躁,再加上身上常带有许多管道,所以要注意保护好管道,防止管道脱落和患者意外受伤显得非常重要,尤其在ICU病房,没有家属的陪伴,所以根据病情给予患者适当的约束,注意各种管道的刻度和接头情况。

(2)保持呼吸道通畅,及时吸取气道分泌物,掌握吸痰时机和技巧;注意呼吸道湿化,常用的方法有呼吸机雾化、气道内直接滴注、湿化器湿化等;机械通气时注意血气分析结果给予调整呼吸机参数,长期使用时,每周更换2次管道并消毒。

(3)MODS患者机体免疫功能低下,抵抗力差,易发生感染,尤其是肺部感染,应给予高度重视。

五、护理评价

(1)患者的生命体征是否平稳,尿量是否增加。

(2)患者的呼吸功能是否改善。

(3)患者的感染是否得到控制,皮肤是否完好无损。

(4)患者的心理状况是否改善,情绪是否得到控制。

第九节 老年重症护理常规

(1)护理程序同危重患者护理程序。

(2)掌握老年疾病特点:症状和体征不典型、起病隐潜、病程迁延、恢复缓慢、易出现并发症,严密观察患者病情的细微变化,了解诊疗计划。

(3)加强安全防护,增加巡视次数,查找不利于老年人行动的因素,防止跌倒、坠床,防止压疮,保证患者安全。

(4)加强皮肤护理,衣裤宜宽松、柔软、透气、吸湿性强。对卧床老人应重点预防压疮。

(5)做好基础护理,保持患者个人卫生清洁,落实生活护理。

(6)注意观察药效、不良反应,保障给药安全。保证给药途径,合理地应用和保护静脉。

(7)根据评估的心理状态及需求,针对个人特点,进行患者及家属的心理护理。

第三章　重症医学科专科应急预案及流程

一、ICU综合征的应急预案及流程

(一)应该预案

(1)患者出现ICU综合征后应分析病情,找出发病原因,及时向医师汇报。

(2)密切观察患者病情变化,观察患者意识和生命体征变化。

(3)早期发现异常,及时处理:严密观察患者病情变化,对任何一个细微变化都要认真分析,动作反常等要予以重视,详细记录并及时处理。要善于发现精神障碍的先兆,力争早期治疗,夜间注意观察意识障碍与正常睡眠的区别。

(4)保持良好的监护环境:做到"四轻",减少噪声刺激,抢救患者时,应使用布帘相隔,做到忙中有序。

(5)减少紧张气氛:护士要熟练掌握有关仪器的使用知识及注意事项,对患者说明使用仪器的必要性和安全性,以防患者不安。

(6)做好基础护理:执行基础护理要求的内容,做到"六洁四无"。医护人员尽可能减少ICU患者全身裸露的次数和时间,注意患者的隐私,使患者感到被尊重,防止不安、抑郁的产生。预防压疮及呼吸系统、泌尿系统的感染。

(7)保障患者的睡眠:医疗护理操作安排紧凑,以便多留些时间让患者休息。应鼓励患者上午少睡,减低噪声以助其入睡。给予患者镇静药和有利于睡眠药物,以保证充足的睡眠。

(8)减少患者的孤独感:关心体贴患者,热情关怀,耐心倾听患者的倾诉。

(9)保证患者安全,防止坠床,防止意外拔管。

(10)做好心理护理:进行有效沟通,给予个性化关注,要向患者讲解重症监护的重要性和必要性,减轻患者心理负担,取得家属配合。

(11)及时、准确记录病情变化,做好床旁交接班工作。

(二)应急流程

ICU综合征应急流程见图3-1。

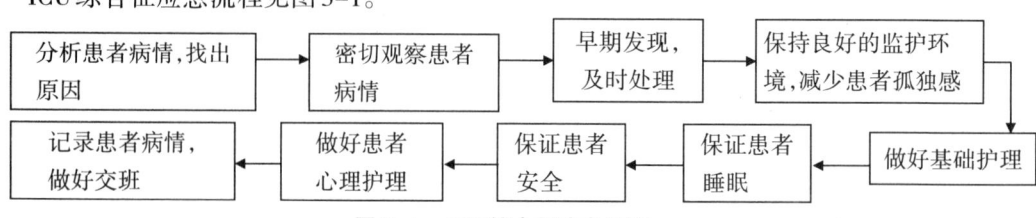

图3-1　ICU综合征应急流程

二、昏迷的应急预案及流程

(一)应急预案

(1)保持患者呼吸道通畅:患者平卧头偏向一侧或取侧卧位,及时清除口鼻腔分泌物和吸痰,给予氧气吸入,并立即报告医师,记录病情变化时间。

(2)持续心电监护,做好抢救准备工作。

(3)配合医师进行抢救,迅速建立静脉通道,遵医嘱应用强心、升压药,纠正休克。

(4)完善相关检查,给予对症治疗。

(5)严密监测患者生命体征、意识及瞳孔,观察有无恶心、呕吐,以及呕吐物的性质与量,准确记录出、入液量。遇有重大抢救或重要人物抢救时,及时通知医务处、总值班及科主任。

(6)脑保护治疗:头部置冰枕或戴冰帽,给予脑代谢促进剂,按照法律条例规定,在抢救结束6小时内,据实补记护理抢救记录。

(7)病因治疗。

(8)做好护理记录。

(二)应急流程

昏迷的应急流程见图3-2。

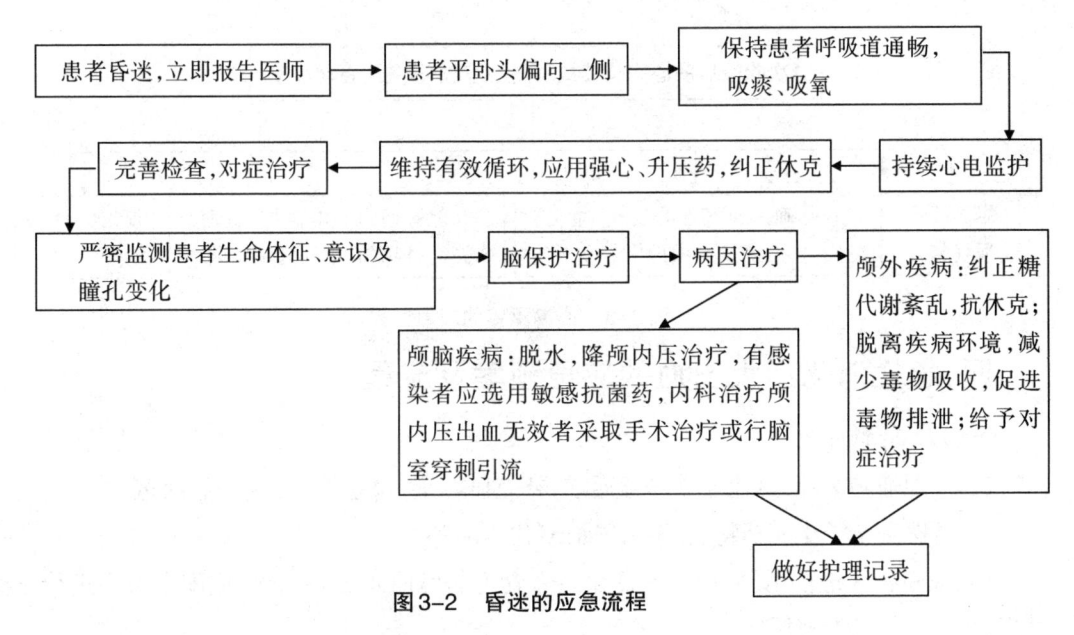

图3-2 昏迷的应急流程

三、心搏骤停的应急预案及流程

(一)应急预案

(1)患者发生心搏骤停,迅速作出正确判断后立即展开抢救,行胸外心脏按压、电除颤等急救措施,持续心电监护及心肺复苏。

(2)建立静脉通道,备好抢救器械及药物,遵医嘱给药。

(3)严密观察患者心率、血压、呼吸变化,发生心搏骤停时,及时报告医师,必要时配合医师进行气管插管。

(4)患者病情好转,生命体征平稳后,护士应安慰患者及家属。

(5)抢救结束后,及时、准确地记录抢救过程。

(二)应急流程

心搏骤停的应急流程见图3-3。

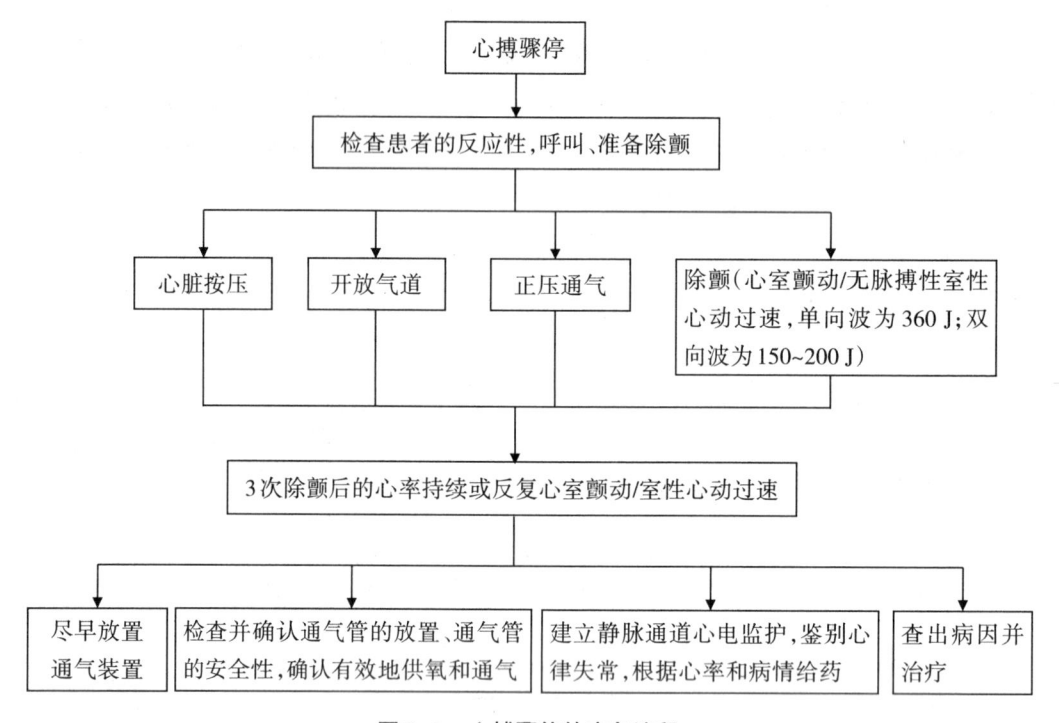

```
                        心搏骤停
                           │
                  检查患者的反应性,呼叫,准备除颤
                           │
        ┌──────────┬──────────┬──────────────────────┐
     心脏按压    开放气道    正压通气    除颤(心室颤动/无脉搏性室性
                                        心动过速,单向波为360 J;双
                                        向波为150~200 J)
        └──────────┴──────────┴──────────────────────┘
                           │
              3次除颤后的心率持续或反复心室颤动/室性心动过速
                           │
    ┌──────────┬──────────────────┬──────────────────────┬──────────┐
  尽早放置   检查并确认通气管的放置、通气管  建立静脉通道心电监护,鉴别心  查出病因并
  通气装置   的安全性,确认有效地供氧和通气  律失常,根据心率和病情给药    治疗
```

图3-3 心搏骤停的应急流程

四、急性消化道大出血的应急预案及流程

(一)应急预案

(1)立即通知医师,迅速建立静脉通道,补充血容量,建立2条以上静脉通道。

(2)遵医嘱给予止血药物、新鲜血或血浆代用品等。

(3)备好各种抢救用品,如为肝硬化患者食道静脉曲张破裂出血,应配合医师进行止血处理,协助通知患者家属。

(4)静脉应用垂体后叶素时,应遵医嘱严格控制滴速,防止速度过快而引起心悸、胸闷、头晕等不良反应。

(5)遵医嘱进行冰盐水洗胃,对出血不止者,遵医嘱应用冰盐水去甲肾上腺素协助洗胃。

(6)心电监护,严密观察患者病情、生命体征、神志变化。

(7)注意观察患者呕吐物及大便的性质、量、颜色,同时准确记录出、入液量。密切观察患者是否有继续出血倾向。

(8)保持患者呼吸道通畅,及时清理患者呼吸道分泌物。患者呕血时,头偏向一侧,避免误吸,必要时给予氧气吸入或气管插管。

(9)患者绝对卧床休息,取平卧位并将下肢略抬高,保证脑部供血。注意患者保暖,避免受凉。

(10)患者大出血期间,应严格禁食,有效地胃肠减压,并保持胃管的通畅。出血停止后,可遵医嘱给予温冷流食,逐渐过渡到高糖、低蛋白、无刺激的少渣食物,做好口腔护理。

(11)做好患者的心理护理,安抚患者及家属,减轻他们的恐惧和焦虑情绪。

(12)准确记录病情及抢救过程。

(二)应急流程

急性消化道大出血的应急流程见图3-4。

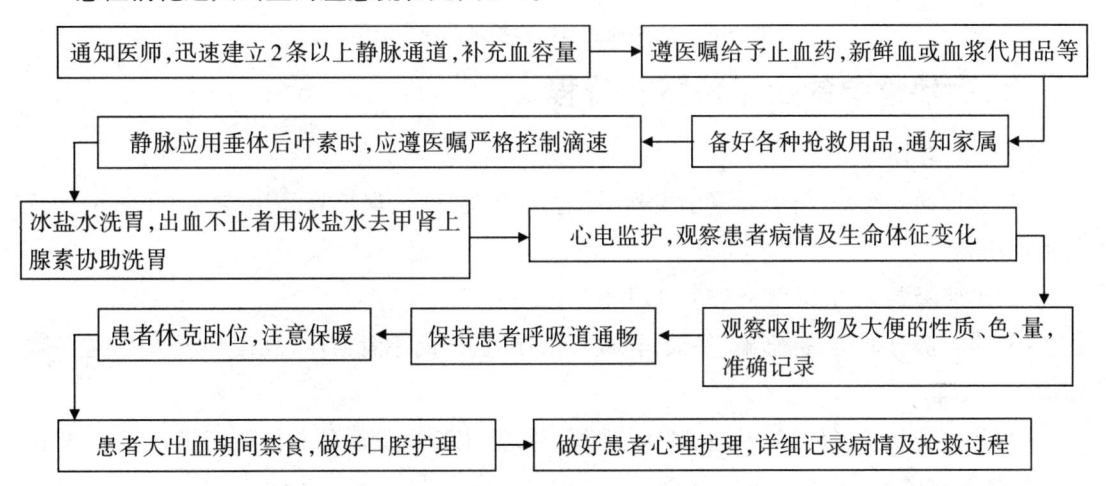

图3-4 急性消化道大出血的应急流程

五、大咯血患者抢救护理的应急预案及流程

(一)应急预案

(1)使患者保持头低脚高位,轻叩其背部,用开口器取出义齿,把舌拉出,及时去除血块,并立即通知医师。

(2)给予患者持续低、中流量吸氧。

(3)迅速建立静脉通道,遵医嘱给予止血药,同时准备呼吸兴奋药物。

(4)及时补充血容量,纠正休克,并做好输血准备,准备气管插管等器械。

(5)患者绝对卧床休息,加强心电、血压、呼吸等监护,如有异常,及时报告医师并采取措施。

(6)患者病情好转,生命体征逐渐平稳后:

①让患者保持安静,卧床休息,避免搬动,防止情绪激动,可给予适当的镇静药。

②大咯血患者止血后,鼓励患者咳嗽,将残留血块咳出。

(7)准确记录病情及抢救过程。

(二)应急流程

大咯血患者抢救护理的应急流程见图3-5。

```
大咯血 → 立即通知医师,使患者保持头低脚高位,清理口腔、咽喉血块 → 吸氧
                                                              ↓
患者绝对卧床休息,观察其生命体征 ← 备好抢救物品及药品 ← 建立静脉通道,准确执行医嘱
    ↓
安慰患者和家属,做好心理护理 → 准确记录病情及抢救过程
```

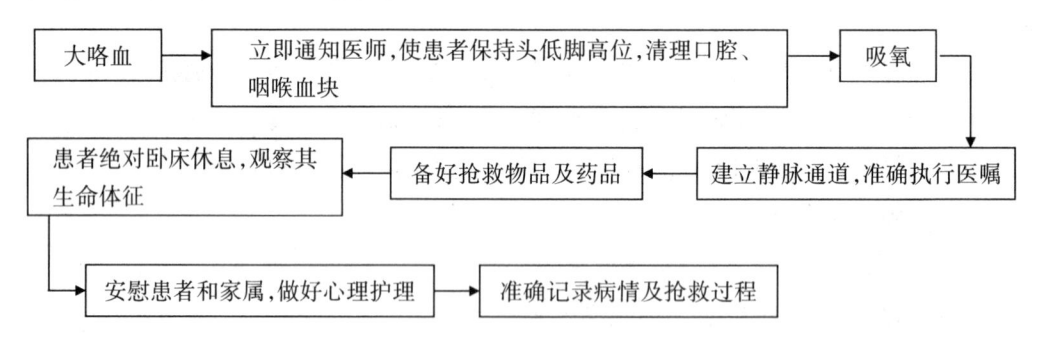

图3-5 大咯血患者抢救护理的应急流程

六、高热危象的应急预案及流程

(一)应急预案

(1)立即通知医师,将患者置于安静、舒适、通风的环境,保持静卧,给氧4~6 L/min,保持气道通畅。

(2)迅速降温,一般降至38~38.5℃为宜。

(3)建立静脉通道,抗感染、补液,积极救治休克,提高患者血压,维持有效循环,遵医嘱留取检验标本。

(4)严密观察患者体温、脉搏、呼吸、血压、神志、末梢血管循环及伴随症状的变化,避免体温骤降导致虚脱,准确记录出、入液量。

(5)配合医师积极治疗原发病,及时纠正水、电解质及酸碱平衡紊乱。

(6)对于烦躁、惊厥的患者,做好安全管理,防止坠床或自伤。

(7)做好患者心理护理和基础护理。

(8)准确记录病情及抢救过程。

(二)应急流程

高热危象的应急流程见图3-6。

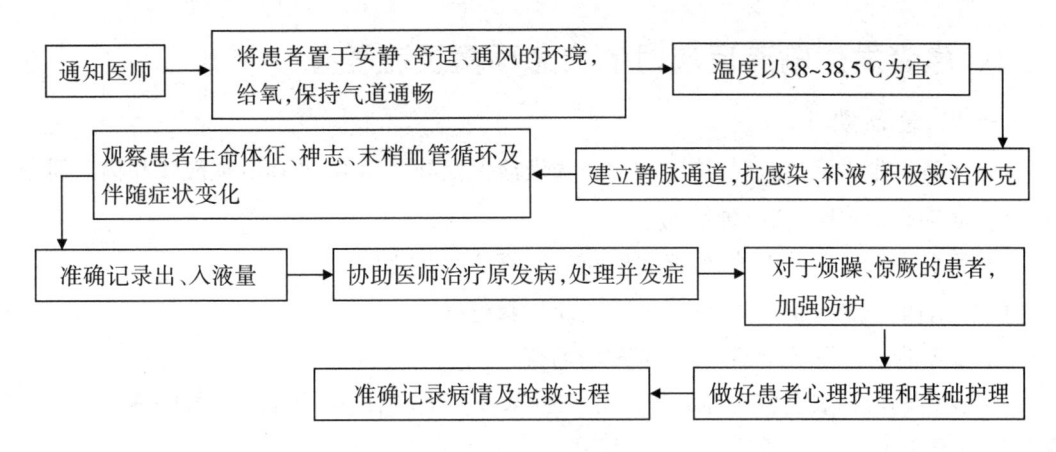

```
┌────────┐    ┌──────────────────────────┐    ┌──────────────────┐
│通知医师│───▶│将患者置于安静、舒适、通风 │───▶│温度以38~38.5℃为宜│
└────────┘    │的环境,给氧,保持气道通畅 │    └──────────────────┘
     │        └──────────────────────────┘              │
     ▼                                                  ▼
┌──────────────────────────┐    ┌──────────────────────────────┐
│观察患者生命体征、神志、  │◀───│建立静脉通道,抗感染、补液,    │
│末梢血管循环及伴随症状变化│    │积极救治休克                  │
└──────────────────────────┘    └──────────────────────────────┘
     │
     ▼
┌────────────────┐    ┌────────────────────────┐    ┌──────────────────┐
│准确记录出、入液量│──▶│协助医师治疗原发病,处理 │───▶│对于烦躁、惊厥的  │
└────────────────┘    │并发症                  │    │患者,加强防护    │
                      └────────────────────────┘    └──────────────────┘
                                 │                             │
                                 ▼                             ▼
                      ┌────────────────────┐    ┌──────────────────────────┐
                      │准确记录病情及抢救过程│◀───│做好患者心理护理和基础护理│
                      └────────────────────┘    └──────────────────────────┘
```

图 3-6 高热危象的应急流程

七、患者发生输血反应时的应急预案及流程

(一)应急预案

(1)患者发生输血反应时,立即停止输血,换输生理盐水,并保存未输完的血袋,以备检查。

(2)报告医师及护士长,遵医嘱给药。

(3)若是一般变态反应,情况好转后可继续观察并做好记录。

(4)按要求填写输血反应报告单,报输血科,留置尿管,观察尿量及颜色、性状。

(5)怀疑是溶血等严重反应时,将保留血袋及抽取患者血样一起送输血科。

(6)患者家属有异议时,立即按有关程序对输血器具进行封存。

(二)应急流程

患者发生输血反应时的应急流程见图3-7。

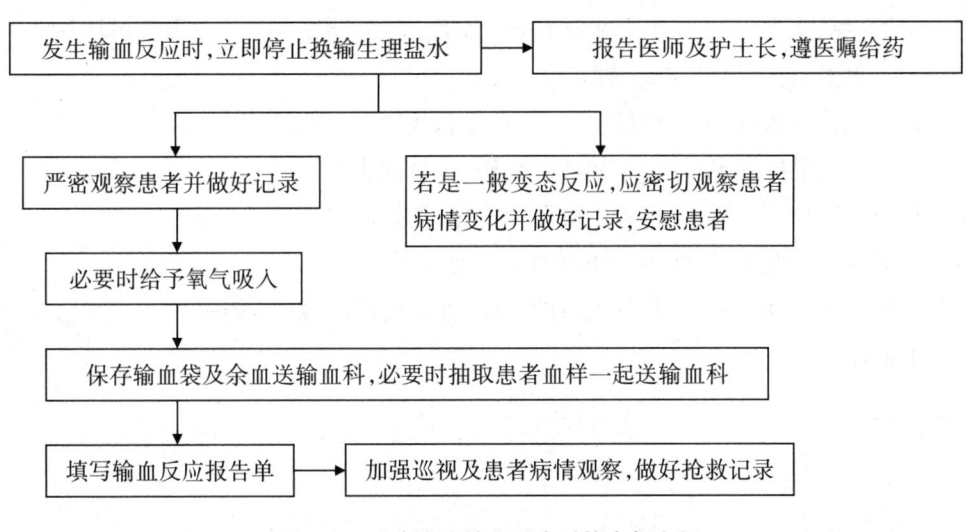

```
┌──────────────────────────────────┐    ┌──────────────────────────┐
│发生输血反应时,立即停止换输生理盐水│───▶│报告医师及护士长,遵医嘱给药│
└──────────────────────────────────┘    └──────────────────────────┘
              │                                        │
              ▼                                        ▼
┌──────────────────────┐           ┌──────────────────────────────┐
│严密观察患者并做好记录│           │若是一般变态反应,应密切观察  │
└──────────────────────┘           │患者病情变化并做好记录,安慰患者│
              │                    └──────────────────────────────┘
              ▼
┌──────────────────────┐
│必要时给予氧气吸入    │
└──────────────────────┘
              │
              ▼
┌──────────────────────────────────────────────┐
│保存输血袋及余血送输血科,必要时抽取患者血样一起送输血科│
└──────────────────────────────────────────────┘
              │
              ▼
┌──────────────────────┐    ┌──────────────────────────────┐
│填写输血反应报告单    │───▶│加强巡视及患者病情观察,做好抢救记录│
└──────────────────────┘    └──────────────────────────────┘
```

图 3-7 患者发生输血反应时的应急流程

八、患者发生输液反应时的应急预案及流程

（一）应急预案

（1）患者发生输液反应时，应立即停止输液或保留静脉通道，改换其他液体和输液器。

（2）立即报告医师，遵医嘱给药。

（3）情况严重者应就地抢救，必要时行心肺复苏，给予吸氧。

（4）详细记录患者生命体征、一般情况及抢救过程。

（5）及时报告医院感染科、护理部和药剂科。

（6）保留输液器和药液分别送至医学工程部及药剂科，同时取相同批号的液体、输液器和药物一同送往。

（7）患者家属有异议时，立即按有关程序对输液器及液体进行封存。

（二）应急流程

患者发生输液反应时的应急流程见图3-8。

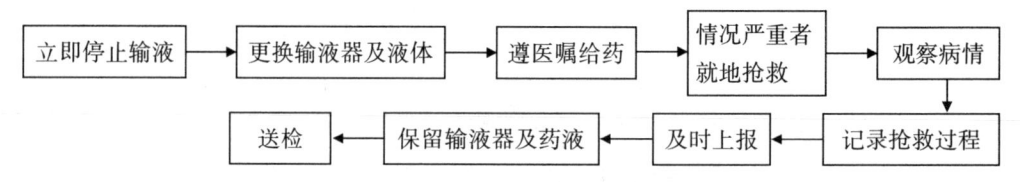

立即停止输液 → 更换输液器及液体 → 遵医嘱给药 → 情况严重者就地抢救 → 观察病情

送检 ← 保留输液器及药液 ← 及时上报 ← 记录抢救过程

图3-8　患者发生输液反应时的应急流程

九、化疗药物引起过敏性休克的应急预案及流程

（一）应急预案

常见化疗药物包括紫杉醇、多西他赛，此类药物是作用于细胞有丝分裂M期，干扰微管蛋白合成的药物，最严重的不良反应为Ⅰ型变态反应，会导致支气管痉挛性呼吸困难、荨麻疹和低血压，大多数在用药后10分钟发生。

（1）输注此类药物时，应严格控制滴速，备好急救物品及药品。

（2）遵医嘱给予抗变态反应药，如地塞米松，口服或肌内注射。

（3）行心电监护，密切观察患者生命体征变化，做好记录。

（4）患者病情有变化时，即刻通知医师给予处理。

（5）做好患者心理护理，以减少患者的焦虑，保证治疗的准确、及时。

（二）流程

化疗药物引起过敏性休克的应急流程见图3-9。

```
输注药物时,控制滴速,  →  遵医嘱给予抗变态反应药  →  心电监护并进行记录
备好急救物品
                              心理护理  ←  患者病情出现变化时,通知医师
```

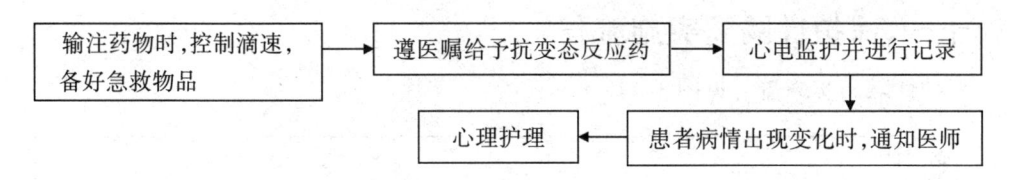

图 3-9　化疗药物引起过敏性休克的应急流程

十、高渗、高浓度、缩血管药物外渗的应急预案及流程

(一)应急预案

(1)立即停止给患者输注药物,拔出静脉针,并报告医师和护士长。

(2)护士应及时了解药物的名称、剂量、输注的方法,评估患者药物外渗的穿刺部位、面积,外渗药物量,皮肤的颜色、温度,疼痛的性质。

(3)护理人员准确评估外渗药液损失量,如损失量超过原药量的10%,遵医嘱补足损失量。

(4)出现药物外渗时应即刻做皮下封闭。护理人员要了解患者对药物有无过敏史,根据患者评估的结果,护士长或值班医师指导护士即刻给患者做皮下封闭。

(5)对于药物外渗轻度者,第1天行皮下封闭2次,2次时间间隔以6~8小时为宜,第2天1~2次,以后酌情处理。同时,将过程记录在护理记录中。

(6)对于药物外渗严重者,第1天行皮下封闭3~4次,第2、3天各2次,时间间隔以6~8小时为宜,以后酌情处理。护士应每天严密观察患者皮肤药物外渗处的情况。

(7)局部选用25%硫酸镁湿敷:纱布浸硫酸镁溶液,以不滴液为宜,湿敷面积应超过外渗部位外围2~3 cm,湿敷时间应保持24小时以上。

(8)患者自感外渗部位有烧灼感时,遵医嘱用冷敷。禁止使用任何方式的热敷。

(9)因药物外渗,局部皮肤出现破溃、感染时,应报告医师及时给予清创、换药处理。

(10)抬高患肢,减轻因药液外渗引起的肢体肿胀。下肢药液外渗时,应让患者卧床休息,床尾抬高15°;上肢药液外渗,可用绷带悬吊上肢,尽量减轻肢体负担。

(11)外渗部位未痊愈前,禁止在外渗区域周围及远心端再行各种穿刺注射。

(二)应急流程

高渗、高浓度、缩血管药物外渗的应急流程见图3-10。

```
高渗、高浓度、缩血管药物外渗 → 立即停止输液,给患者做皮下封闭 → 护理记录
                                                                    ↓
患者自感外渗部位烧灼感时冷敷,禁止热敷 ← 25%硫酸镁湿敷 ← 药物外渗严重者
        ↓
局部皮肤破溃、感染时, → 抬高患肢 → 禁止在外渗区域周围及远心端再行穿刺注射
清创换药
```

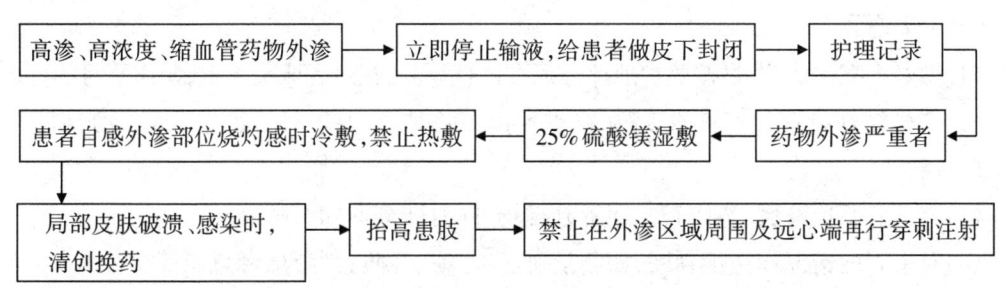

图 3-10　高渗、高浓度、缩血管药物外渗的应急流程

十一、保护性隔离实施流程

保护性隔离实施流程见图3-11。

┌───┐
│ 适应证：   │
│ (1)白细胞计数减少或缺乏者   │
│ (2)白细胞4.0×10⁹/L，或中性粒细胞绝对值<2.0×10⁹/L │
└───┘
                        ↓
┌───┐
│ 建筑布局：   │
│ (1)设在病区末端，一间成多间隔离病室   │
│ (2)隔离病房设缓冲间，缓冲间两侧门不应同时开启，   │
│ 以减少区域之间的空气流通   │
└───┘
                        ↓
┌───┐
│ 隔离要求：   │
│ (1)设单间隔离室，患者住单间病室   │
│ (2)工作人员进入病室应戴帽子、口罩、手套，穿隔离衣及拖鞋│
│ (3)接触患者前严格手卫生，洗手时间要求至少30秒   │
│ (4)非层流病室内空气消毒使用医用空气净化消毒器。病室物体表面、地面、床单元每天使用500 mg/L有效氯溶液清洁、消毒│
│ (5)床单、被套、枕套、病员服等每天更换，棉被、毛毯、病员内衣每周更换1次│
│ (6)病房清洁工具如拖把、水桶、抹布等为专用工具   │
│ (7)生活用品专人使用   │
│ (8)未经消毒处理的物品不可带入隔离室   │
│ (9)探视者应采取相应的隔离措施；做好规定陪护人员的宣教工作│
│ (10)严格执行无菌操作   │
│ (11)工作人员及患者家属有呼吸道症状时应避免进入病房 │
└───┘
                        ↓
┌───┐
│ 解除隔离：   │
│ 白细胞>4.0×10⁹/L，或中性粒细胞绝对值>2.0×10⁹/L   │
└───┘

图3-11 保护性隔离实施流程

十二、患者跌倒(坠床)时的应急预案及流程

(一)应急预案

(1)做好入室评估，严格按照护理评分标准进行评分，在患者床头卡上，制作醒目的标志。

(2)严格做好患者及家属的宣教，在患者转入的时候，要求对每位患者都加强风险防范意识的宣教。

(3)如患者不慎跌倒(坠床)，立即奔赴现场，同时即刻通知医师。

(4)对患者的情况作初步判断，如测量血压、心率、呼吸，判断患者意识等。

(5)医师到场后，协助医师进行检查，为医师提供信息，遵医嘱进行正确处理。

(6)如病情允许,将患者移至抢救室或患者床上,并安慰患者。
(7)遵医嘱进行必要的检查、治疗和护理。
(8)协助医师通知患者家属。
(9)详细记录患者跌倒(坠床)的经过及抢救过程。
(10)按照《患者跌倒(坠床)预防及报告制度》上报护理部。

(二)应急流程

患者跌倒(坠床)时的应急流程见图3-12。

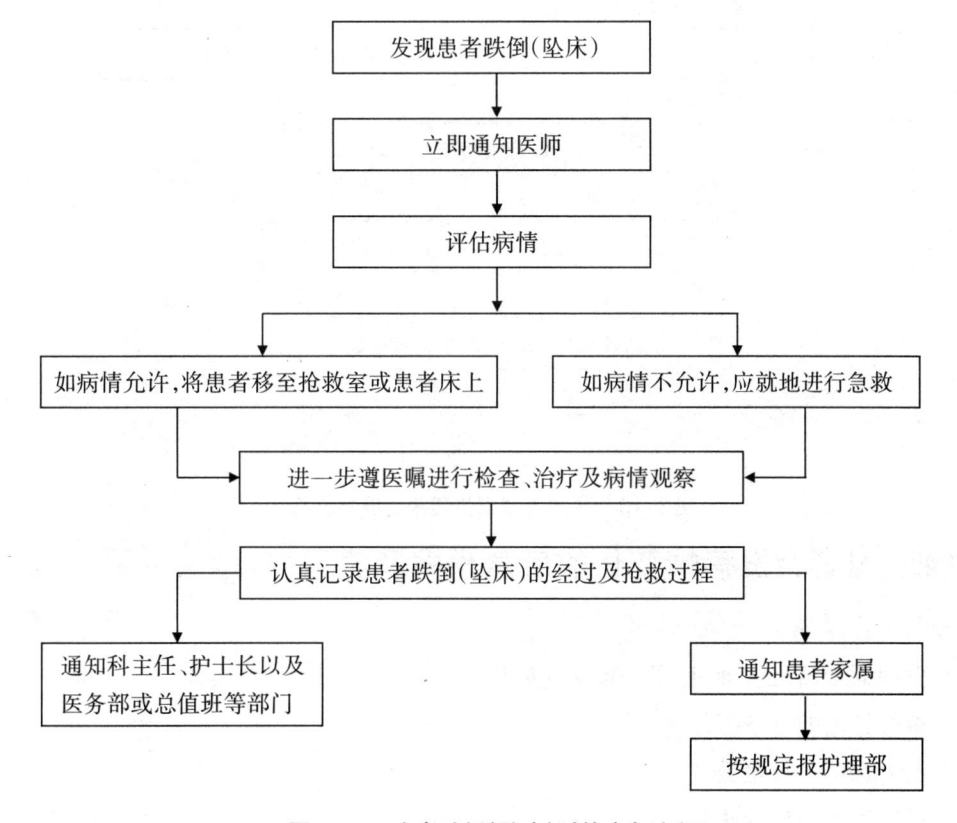

```
发现患者跌倒(坠床)
        ↓
   立即通知医师
        ↓
      评估病情
    ↙        ↘
如病情允许,将    如病情不允许,应
患者移至抢救    就地进行急救
室或患者床上
    ↘        ↙
进一步遵医嘱进行检查、治疗及病情观察
        ↓
认真记录患者跌倒(坠床)的经过及抢救过程
    ↙        ↘
通知科主任、    通知患者家属
护士长以及          ↓
医务部或总值      按规定报护理部
班等部门
```

图3-12 患者跌倒(坠床)时的应急流程

十三、预防患者发生压疮的风险预案及应急流程

(一)风险预案

(1)对患者进行压疮风险因素评估,对难免性压疮、高危患者及其家属做好解释工作,并告知护士长及主管医师。
(2)积极找出压疮发生的原因,填写难免性压疮上报表,上报护理部。
(3)制订完整的护理计划,严格实施各项护理措施。
(4)及时评估皮肤状况,及时调整护理计划。
(5)保持床单位整洁、干燥,根据患者皮肤受压状况决定翻身间隔时间,不得大于2小时。

(6)做好病情观察。

(二)应急流程

患者发生压疮的应急流程见图3-13。

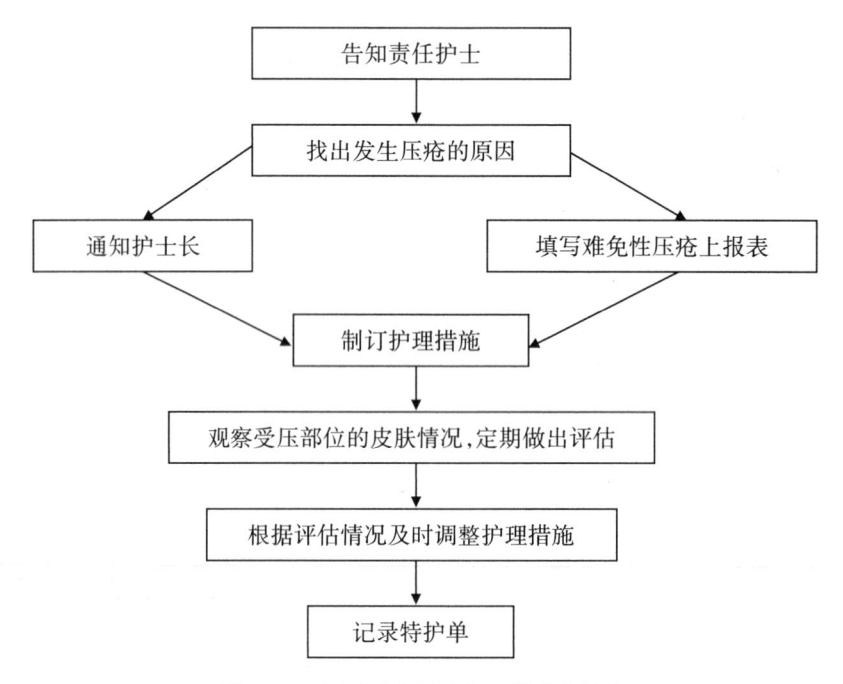

```
告知责任护士
    ↓
找出发生压疮的原因
   ↙        ↘
通知护士长   填写难免性压疮上报表
   ↘        ↙
    制订护理措施
        ↓
观察受压部位的皮肤情况,定期做出评估
        ↓
根据评估情况及时调整护理措施
        ↓
    记录特护单
```

图3-13 预防患者发生压疮的应急流程

十四、患者突发病情变化的应急预案及流程

(一)应急预案

(1)立即通知值班医师,记录病情变化时间。

(2)做好抢救的准备工作。

(3)配合医师进行抢救。

(4)必要时通知患者家属。

(5)遇有重大抢救或重要人物抢救时,及时通知医务处、总值班及科主任。

(6)按照法律条例规定,在抢救结束6小时内,据实补记护理抢救记录。

(二)应急流程

患者突发病情变化的应急流程见图3-14。

```
立即通知医师,记录病情变化时间 → 做好抢救准备 → 配合抢救 → 通知家属
                                                              ↓
            据实补记护理抢救记录 ← 通知科主任、总值班及医务部
```

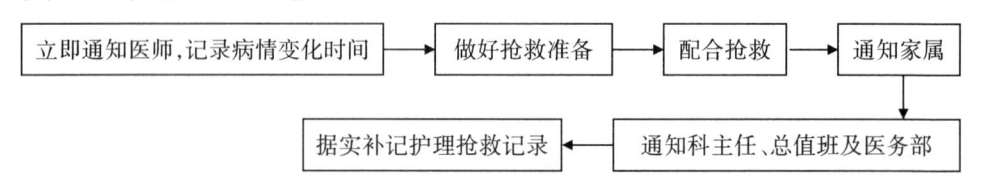

图3-14 患者突发病情变化的应急流程

十五、谵妄患者意外的防护预案及流程

(一)防护预案

(1)进入ICU应先评估患者的心理状况,加强沟通交流,稳定患者情绪,采取措施预防谵妄的发生。

(2)密切观察患者的意识情况,发现问题,及时处理。

(3)如出现谵妄,应立即通知医师,使用安全护具,遵医嘱予以保护性约束,防止意外脱管等情况的发生。

(4)在病情允许的情况下,遵医嘱给予镇静药使患者保持安静,严格掌握镇静分级。

(5)密切观察病情变化,创造良好环境,减少不良刺激,基础护理到位。

(6)为患者做好生活护理,使患者舒适。

(二)防护流程

谵妄患者意外的防护流程见图3-15。

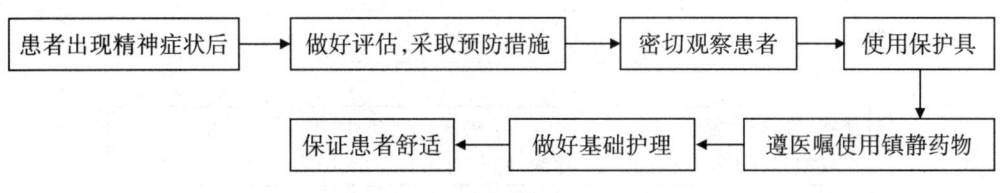

患者出现精神症状后 → 做好评估,采取预防措施 → 密切观察患者 → 使用保护具

保证患者舒适 ← 做好基础护理 ← 遵医嘱使用镇静药物

图3-15 谵妄患者意外的防护流程

十六、患者气管插管/气管切开套管意外脱管时的应急预案及流程

(一)应急预案

(1)患者发生气管插管/气管切开套管意外脱管时,立即采取补救措施,以保证患者的安全。

(2)通过患者气管插管/气管切开套管部分或全部由气道内脱出,以及出现呼吸困难、发绀、烦躁、大汗、血氧饱和度下降、呼吸机低压报警、喉部有声音发出、吸痰管无法插入气道等状况可以初步评估患者发生气管插管/气管切开套管滑脱的严重程度,应立即向护士长(夜间向监护组长)寻求帮助,并立即通知值班医师。

(3)紧急处理。

①部分滑脱:抽尽气囊内气体,将气管插管/气管切开套管插回气道内,确认气管插管/气管切开套管的正确位置后充气囊,压力25~35 cmH$_2$O,妥善固定。

②全部滑脱:气管插管或气管切开少于7天,无气管切开窦道形成者,立即配合医师根据患者情况进行处理,做好气道开放,气管切开患者用气管钳撑开气管切口处,评估患者呼吸情况,自主呼吸良好者给予氧气吸入,自主呼吸差者给予面罩呼吸囊辅助呼吸,同时准备用物,重新气管插管或气管切开。气管插管或气管切开超过7天,气管切开窦道形成时,配

合医师更换气管插管或气管切开套管重新置入,必要时通知麻醉科紧急会诊。

(4)迅速准备好抢救药品和物品,如患者出现心搏骤停时立即给予心肺复苏。

(5)配合医师更换或重置气管插管/气管切开套管,遵医嘱正确使用镇静药、止血药、抗生素等。

(6)监测:严密观察患者生命体征、神志、瞳孔、血氧饱和度、呼吸音、胸廓运动、动脉血气分析、固定系带松紧度、切口周围渗血及皮下气肿、气囊压力、血气分析及酸碱平衡监测,发生,异常及时报告医师并进行处理。

(7)做好护理记录,清醒患者做好心理护理,做好家属的解释工作;患者病情平稳后,专人护理,及时补记抢救记录。

(8)患者意外脱管重在预防,组织护理人员讨论,吸取教训,填写护理不良事件上报表,上报护理部。

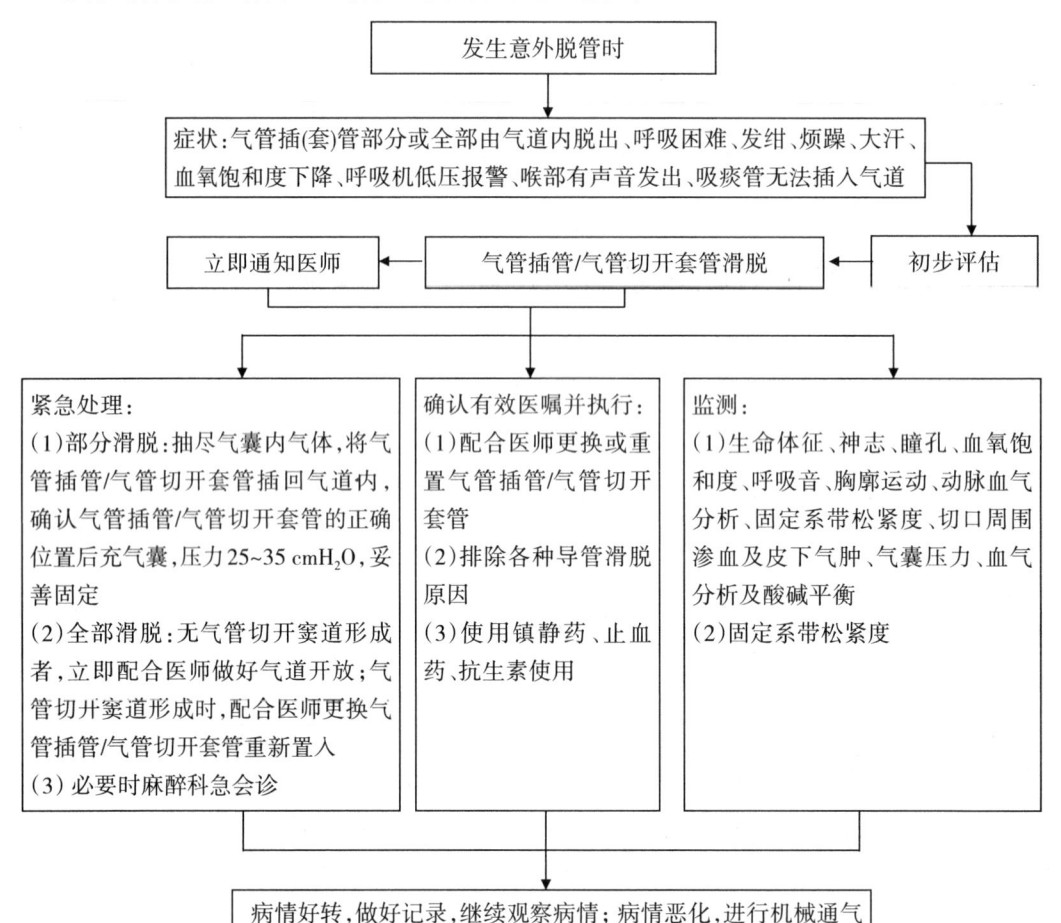

(二)应急流程

患者气管插管/气管切开套管意外脱管时的应急流程见图3-16。

```
                    ┌─────────────────────┐
                    │   发生意外脱管时    │
                    └──────────┬──────────┘
                               │
    ┌──────────────────────────▼──────────────────────────────┐
    │ 症状:气管插(套)管部分或全部由气道内脱出、呼吸困难、    │
    │ 发绀、烦躁、大汗、血氧饱和度下降、呼吸机低压报警、      │
    │ 喉部有声音发出、吸痰管无法插入气道                      │
    └──────────┬──────────────────────────────────────────────┘
               │
    ┌──────────▼────────┐   ┌──────────────────┐   ┌──────────┐
    │  立即通知医师    │◄──│气管插管/气管切开  │◄──│ 初步评估 │
    └──────────┬────────┘   │  套管滑脱        │   └──────────┘
               │            └──────────┬───────┘
               │                       │
    ┌──────────▼──────────┬────────────▼──────────┬─────────────────┐
    │ 紧急处理:         │ 确认有效医嘱并执行:   │ 监测:           │
    │ (1)部分滑脱:抽尽  │ (1)配合医师更换或重    │ (1)生命体征、    │
    │ 气囊内气体,将气   │ 置气管插管/气管切开    │ 神志、瞳孔、血氧 │
    │ 管插管/气管切开套  │ 套管                   │ 饱和度、呼吸音、 │
    │ 管插回气道内,确   │ (2)排除各种导管滑脱    │ 胸廓运动、动脉血 │
    │ 认气管插管/气管切  │ 原因                   │ 气分析、固定系带 │
    │ 开套管的正确位置  │ (3)使用镇静药、止血    │ 松紧度、切口周围 │
    │ 后充气囊,压力     │ 药、抗生素使用         │ 渗血及皮下气肿、 │
    │ 25~35 cmH₂O,妥善  │                        │ 气囊压力、血气   │
    │ 固定              │                        │ 分析及酸碱平衡   │
    │ (2)全部滑脱:无气  │                        │ (2)固定系带松紧度│
    │ 管切开窦道形成    │                        │                  │
    │ 者,立即配合医师   │                        │                  │
    │ 做好气道开放;气   │                        │                  │
    │ 管切开窦道形成时, │                        │                  │
    │ 配合医师更换气管  │                        │                  │
    │ 插管/气管切开套管 │                        │                  │
    │ 重新置入          │                        │                  │
    │ (3)必要时麻醉科急 │                        │                  │
    │ 会诊              │                        │                  │
    └───────────────────┴────────────┬───────────┴─────────────────┘
                                     │
                    ┌────────────────▼─────────────────────────┐
                    │ 病情好转,做好记录,继续观察病情;        │
                    │ 病情恶化,进行机械通气                    │
                    └──────────────────────────────────────────┘
```

图3-16 患者气管插管/气管切开套管意外脱管时的应急流程

十七、患者小肠营养管脱出时的应急预案与流程

(一)应急预案

(1)发现患者小肠营养管不慎脱出。

(2)协助患者取合适卧位,安抚患者,同时报告医师,评估患者生命体征及腹部体征。

(3)遵医嘱根据患者病情重新置入,妥善固定。

(4)向患者做好健康宣教。

(5)准确记录小肠营养管脱出经过及重置时间。

(二)应急流程

患者小肠营养管脱出时的应急流程见图3-17。

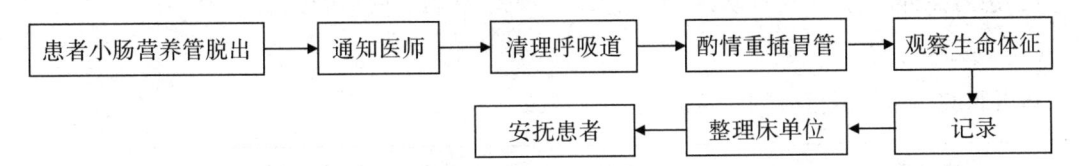

患者小肠营养管脱出 → 通知医师 → 清理呼吸道 → 酌情重插胃管 → 观察生命体征

安抚患者 ← 整理床单位 ← 记录

图3-17 患者小肠营养管脱出时应急流程

十八、患者静脉输入药物意外脱管时的应急预案及流程

(一)应急预案

(1)发现患者输液器意外脱管时,立即更换输液器。

(2)准确评估药物的损失量,通知医师。

(3)评估药物损失对患者的影响。

(4)遵医嘱采取补救措施。

(5)重新输入不足药物。

(6)做好患者的解释工作,以减少患者的不安。

(7)做好记录。

(二)应急流程

患者静脉输入药物意外脱管时的应急流程见图3-18。

发现患者输入药物意外脱管 → 更换输液器 → 准确评估药物的损失量,告知医师

重新输入不足药物 ← 遵医嘱采取补救措施 ← 评估药物损失量对患者病情的影响

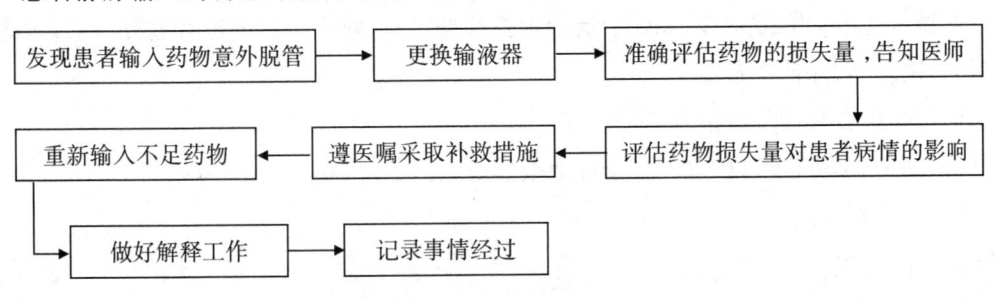

做好解释工作 → 记录事情经过

图3-18 患者静脉输入药物意外脱管时的应急流程

十九、患者腹腔引流管脱落时的应急预案及流程

(一)应急流程

(1)立即通知医师,用无菌纱布覆盖引流口,观察引流管周围皮肤及腹部伤口情况。

(2)根据患者病情、置管时间,配合医师完成重新置管或者其他处理措施,评估引流管脱出原因,妥善固定其他引流管。

(3)合理使用镇静药物,认真观察患者病情,做好患者及家属的心理护理,告知患者引流管的重要性,对于不合作的患者,与家属沟通后,约束患者双手。

(4)认真记录脱管发生的经过和采取措施,并报告护士长,填写护理不良事件上报登记表,上报护理部。

(5)患者意外脱管,重在预防,护士长组织护理人员讨论,吸取教训。

(二)应急流程

患者腹腔引流管脱落时的应急流程见图3-19。

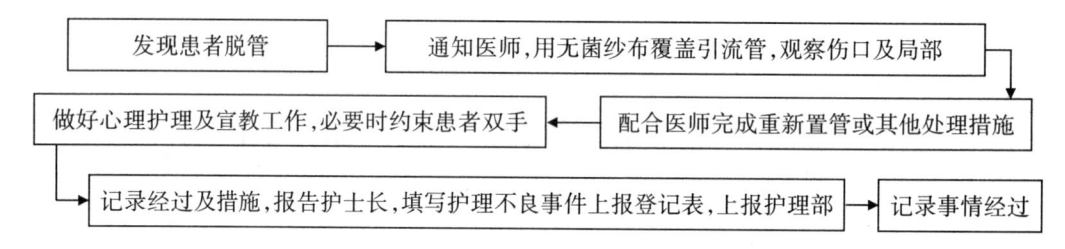

图3-19 腹腔引流管脱落患者的应急流程

二十、患者引流管脱出时的风险预案及应急流程

(一)风险预案

(1)对患者进行脱管风险评估,对高危患者进行约束,做好患者及家属的解释工作。发现引流管脱出,立即通知医师,观察引流管脱出部位情况,用纱布覆盖,如为胸腔引流管,应就近取物或用手直接捂住置管处,避免气胸发生。

(2)评估引流管脱出原因,总结经验避免其他导管脱出,观察病情变化。

(3)配合医师进行换药,固定其他引流管,必要时配合医师再次置入引流管。

(4)做好患者的心理护理,加强引流管重要性的宣教,对不合作的患者进行约束,病情允许者给予镇静药,保证患者安全。

(5)记录患者脱管的经过及处理措施。

(6)做好交接班,填写护理不良事件上报登记表。

(7)上报护理部。

(二)应急流程

患者引流管脱出时的应急流程见图3-20。

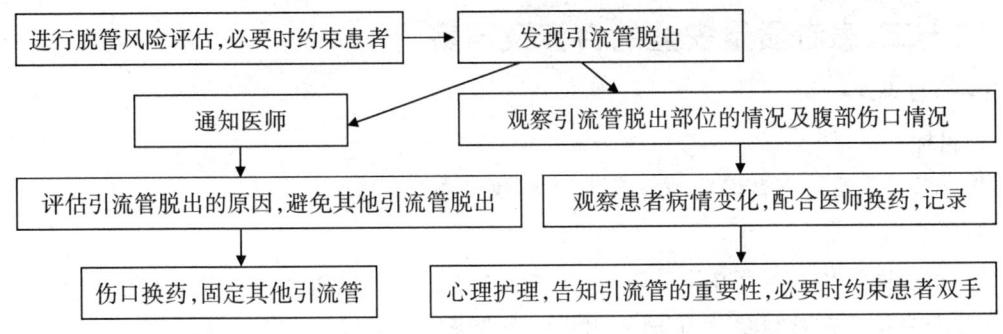

图 3-20　患者引流管脱出时的应急流程

二十一、血性引流液量突然增加的应急预案及流程

(一)应急预案

(1)发现血性引流液量突然增加时,立即通知值班医师及原科室主管医师。

(2)评估出血原因,建立2条静脉通道。

(3)进一步密切观察患者病情变化,遵医嘱给予止血等对症治疗,配合医师检查、检验,做好输血准备。

(4)做好患者的心理护理。

(5)准确记录患者病情变化的过程及相关措施。

(6)必要时通知手术相关科室,做好手术准备。

(二)应急流程

血性引流液量突然增加的应急流程见图3-21。

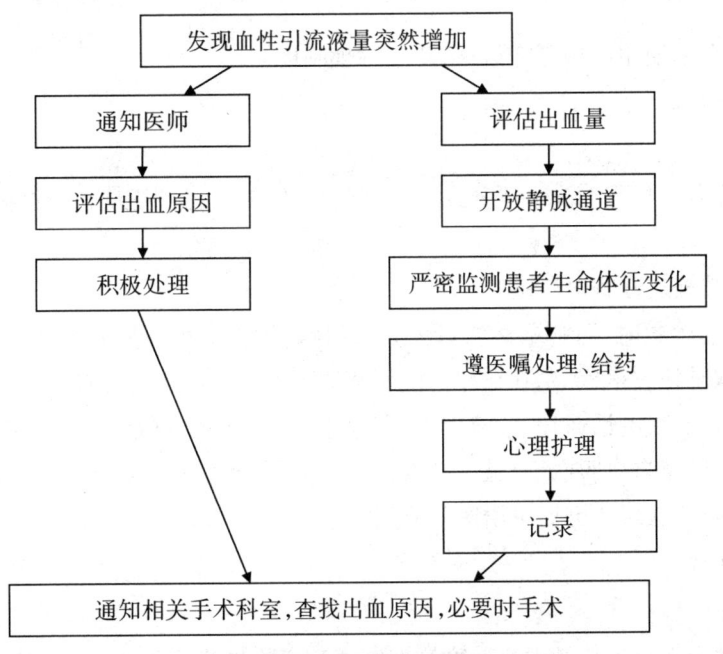

图 3-21　血性引流液量突然增加的应急流程

二十二、患者质量安全的目标及预案

(一)目标一

1. 目标

提高医务人员对患者识别的准确性,严格执行查对制度。

2. 预案

(1)重症医学科患者存在沟通障碍,要求医护人员在进抽血、给药、输血等各项护理操作时,必须严格执行查对制度,应同时使用两种患者识别方法(床头卡和腕带)。

(2)急诊、病房、手术室与ICU之间交接患者时,要求两个科室的人员当面交班,护士认真填写转出、入患者交接记录表或手术患者交接记录表。

(二)目标二

1. 目标

提高ICU用药安全性。

2. 预案

(1)麻醉、精神药品,以及贵重药物、抢救药分开放置,并有明显标识;安排专人管理,定期清查,麻醉、精神药品加锁保管;每班次护士使用时,认真填写使用登记,各班次护士当面交班。

(2)药柜的注射药、内服药与外用药严格分开放置。

(3)尽量减少医疗护理文件转抄环节,护士执行时严格遵守核对程序。

(4)进一步完善输液安全管理,严把药物配伍禁忌关,遵医嘱控制静脉输注流速,预防输液反应。

(5)自备药品使用严格遵守《自备药品管理制度》。

(三)目标三

1. 目标

建立与完善在特殊情况下医务人员之间的有效沟通,做到正确执行医嘱。

2. 预案

(1)护士严格遵守查对制度。

(2)在紧急抢救时,医师下达的口头临时医嘱,护士应大声重复背述,并有第三人在场,在执行时有双重检查审核(尤其在超常规用药情况下),事后应及时补记医嘱记录。

(3)接获口头或电话通知"危急值"及其他重要的检验(包括医技科室其他检查)结果时,最好由主管医师亲自接听电话,减少转接出现偏差;如果主管医师不在,接获者必须规范、完整地记录,进行确认后才可提供给医师使用。

(四)目标四

1. 目标

严格遵循手部卫生与科内废弃物管理制度和实施规范。

2.预案

(1)制订并落实医护人员手部卫生管理制度和手部卫生实施规范,配置有效、便捷的手卫生设备和设施,每个床位配有快速洗手液,为执行手部卫生管理制度和手部卫生实施规范提供必需的保障。

(2)设立消毒隔离监督员,定时抽查医护人员手部卫生,定期做细菌学监测。

(3)医疗垃圾分类处置,密闭运送。

(五)目标五

1.目标

防范压疮事件的发生。

2.预案

(1)做好压疮评估,对难免性压疮、高危患者做好上报登记工作。

(2)必须严格遵守交接班制度,交接患者皮肤情况,并详细记录,积极采取预防措施。

(3)做好基础护理,做到"六洁四无",做好患者及家属的沟通工作。

(4)遵守护理部压疮的报告与认定制度。责任护士负责填写报表,压疮患者的护理护士长要进行指导,必要时邀请压疮会诊小组成员以协助治疗护理。

(六)目标六

1.目标

减少护理不良事件的发生率,并鼓励报告护理不良事件。

2.预案

(1)护士严格遵守护理安全操作规范,严格执行交接班制度,执行组长、责任护士负责落实制度,并监督、指导低年资护士的工作。

(2)护士长合理分配护理人力资源,各班护士各尽其责,遵守各项护理常规及流程,对患者进行预见性护理。

(3)科室倡导主动报告护理不良事件,遵守护理部《非处罚性的不良事件报告条例》。

(4)科室建立护理不良事件讨论机制,及时总结经验,避免再次发生。

二十三、危重患者质量关键过程的应急预案及流程

(一)应急预案

(1)危重患者转入时,提前通知重症医学科做好接诊准备,交接时及时进行患者病情观察。

(2)接到危重患者转入通知后,应立即通知值班医师准备接诊。

(3)危重患者转入时,应准备适合抢救的环境仪器和物品。

(4)护士长或监护组长协调、安排人员,必要时组织成立专人特护小组。

(5)入科时护士要了解危重患者的病情,查看患者神志、皮肤、黏膜、口腔、肢体等情况。

(6)氧气吸入时,保持鼻导管通畅,开放人工气道,应及时、有效清除患者分泌物,保持气道通畅,患者行机械通气时,应密切注意临床观察指标。

(7)监测患者血压、呼吸、意识、面色、皮肤、末梢血管循环及有无发绀等。

(8)对于留置尿管、胃管者,观察引流物色、量、性质,详细、准确记录出、入液量。

(9)严格执行各种操作及治疗,用药注意"三查十对",杜绝差错发生。

(10)及时、准确采集各种血、尿、便、痰及引流物标本并送检。

(11)给予患者心理护理,与患者交流、沟通,使其配合治疗,对丧失语言能力但意识清楚的患者,如气管切开或行气管插管者,应使用文字、双语沟通手册交流。

(二)应急流程

危重患者质量关键过程的应急流程见图3-22。

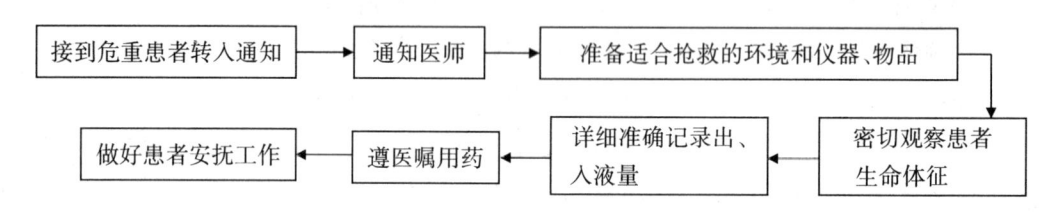

图3-22 危重患者质量关键过程的应急流程

二十四、输血质量控制流程

1.患者血样采集与送检流程

(1)输血医嘱下达,2名护士持临床输血申请单和打印条码至患者床旁核对信息。

(2)对于神志清者,要求患者自述床号、姓名、性别、年龄、血型等信息;对于神志不清者,核查患者床卡、腕带、病历等确认其身份。

(3)准确、规范采集血样。

(4)采血后,2名采血护士必须在临床输血申请单、医嘱单上签全名。

(5)按医院规定由护士将患者血样与临床输血申请单送交输血科。

患者血样采集与送检流程见图3-23。

```
         ┌─────────────────────────────────────┐
         │准确执行各项医嘱,严密观察患者病情,做好记录│
         └─────────────────────────────────────┘
                          │
                          ▼
                  ┌──────────────┐
                  │ 核对患者身份  │
                  └──────────────┘
                    │          │
          ┌─────────┘          └──────────┐
          ▼                                ▼
┌──────────────────────────┐   ┌──────────────────────────┐
│对于神志清者,要求患者自述 │   │对于神志不清者,询问患者亲属│
│个人信息核对              │   │或陪护                    │
└──────────────────────────┘   └──────────────────────────┘
                    │          │
                    ▼          ▼
                  ┌──────────────┐
                  │ 规范采集血样  │
                  └──────────────┘
                          │
                          ▼
              ┌────────────────────────┐
              │护士在输血单、医嘱单签名│
              └────────────────────────┘
                          │
                          ▼
              ┌──────────────────────────┐
              │血样、临床输血申请单送输血科│
              └──────────────────────────┘
```

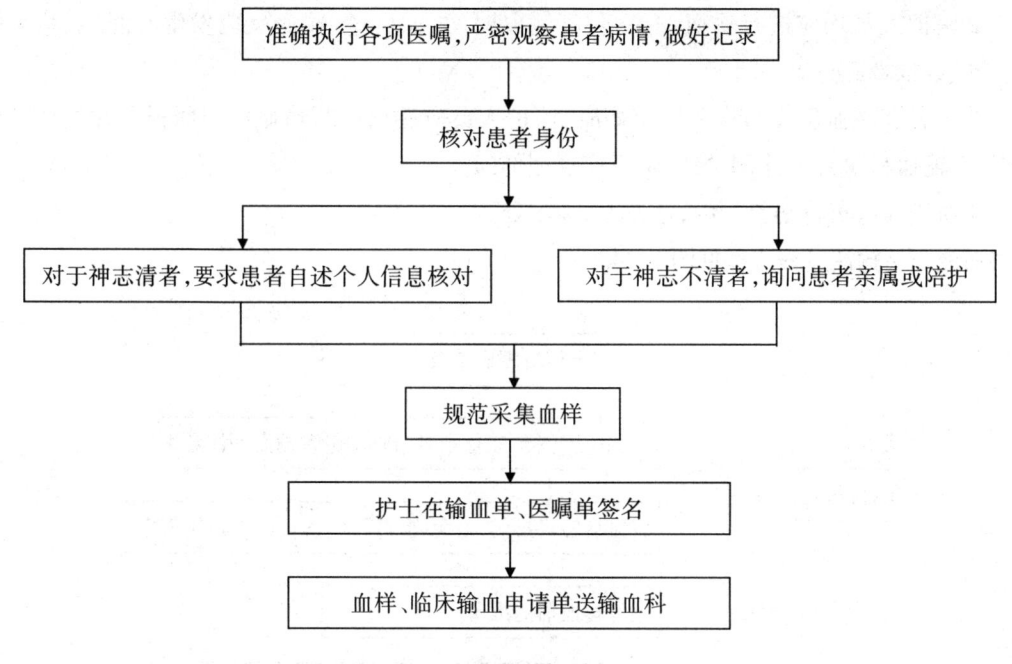

图 3-23　采集血样与送检流程

2.血液制品输注过程流程

(1)输血开始前：

①由2名注册护士核对交叉配血报告单及血袋标签中的各项内容,进行输血前的"三查十对"。

②取回的血液制品应尽快给患者输注,不得自行贮血,输注前将血袋内的血液成分轻轻混匀,避免剧烈震荡,血液制品内不得加入任何药物。

(2)输血时：

①建立静脉通道,将输血医嘱转抄到输液单上并核对。

②由2名注册护士携带病历共同到患者床旁核对患者信息。核对方式为一人持病历、输血单,另一人持血袋;核对内容包括受血者姓名、床号、住院号、血型(包括Rh因子)、血液成分、用血量、编号、交叉配血试验结果、血液的有效期、血液质量等,无误后签全名才可输血。

③患者神志清时应要求患者自述姓名、年龄等信息;患者神志不清时,由2名护士共同核对患者信息,如核对床卡、腕带确认其身份。

④护士在输血开始前、输血开始时、输血后15分钟以及输血过程中每半小时1次巡视患者,输血结束4小时内,监测患者生命体征并完成输血记录。

⑤出现输血不良反应时,应及时停止输血,并及时报告值班医师、输血科和医院相关部门,迅速协助医师进行抢救,并封存输血器具,查找原因,做好记录。

(3)输血完毕：

①临床输血记录单(交叉配血报告单)随病历保存备查。

②医护人员均应进行输血记录,包括输血时间、输血量、输血反应发生时间、症状与体征、诊断或抢救经过等。

③患者有输血反应与相关性疾病时,医护人员应逐项填写输血反应回报单并送往输血科保存,输血科每月统计,上报医院医疗管理部门。

④血袋放入黄色塑料袋内,送血库,即刻处置。

血液制品输注过程流程见图3-24。

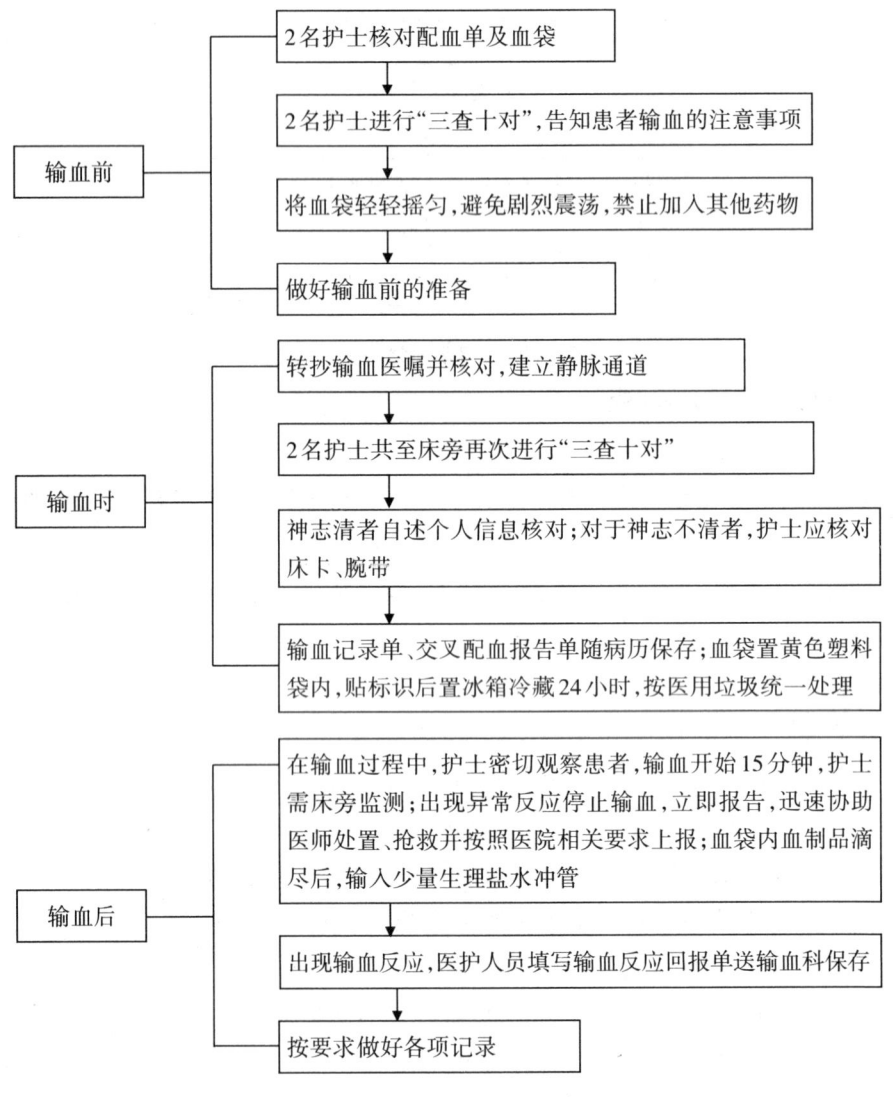

```
                 ┌─ 2名护士核对配血单及血袋
                 │
                 ├─ 2名护士进行"三查十对",告知患者输血的注意事项
    输血前 ──────┤
                 ├─ 将血袋轻轻摇匀,避免剧烈震荡,禁止加入其他药物
                 │
                 └─ 做好输血前的准备

                 ┌─ 转抄输血医嘱并核对,建立静脉通道
                 │
                 ├─ 2名护士共至床旁再次进行"三查十对"
    输血时 ──────┤
                 ├─ 神志清者自述个人信息核对;对于神志不清者,护士应核对
                 │  床卡、腕带
                 │
                 └─ 输血记录单、交叉配血报告单随病历保存;血袋置黄色塑料
                    袋内,贴标识后置冰箱冷藏24小时,按医用垃圾统一处理

                 ┌─ 在输血过程中,护士密切观察患者,输血开始15分钟,护士
                 │  需床旁监测;出现异常反应停止输血,立即报告,迅速协助
                 │  医师处置、抢救并按照医院相关要求上报;血袋内血制品滴
                 │  尽后,输入少量生理盐水冲管
    输血后 ──────┤
                 ├─ 出现输血反应,医护人员填写输血反应回报单送输血科保存
                 │
                 └─ 按要求做好各项记录
```

图3-24 血液制品输注过程流程

3. 输血反应质量控制流程

(1)立刻停止输血,更换输液管,改换生理盐水。

(2)报告值班医师及护士长。

(3)准备好抢救物品及药物,配合医师进行紧急抢救,并遵医嘱给药。

(4)若为一般变态反应,应密切观察患者病情变化,并做好记录。

(5)按要求填写输血反应报告单,上报输血科。

(6)怀疑是溶血等严重反应时,保留血袋并抽取患者血样送检输血科。

(7)患者家属有异议时,立刻按有关程序对输血器具进行封存。

(8)加强巡视,进一步观察病情,做好抢救记录。

输血反应质量控制流程见图3-25。

发生输血反应 → 立刻停止输血,更换输液管,改换生理盐水 → 立即通知医师及护士长

密切观察患者病情变化 ← 准备好抢救物品及药品,配合医师抢救,并遵医嘱给药

怀疑是溶血等严重反应时,保留血袋并抽取患者血样,一并送输血科

做好各项记录 ← 患者家属有异议时,按有关程序对输血器具进行封存

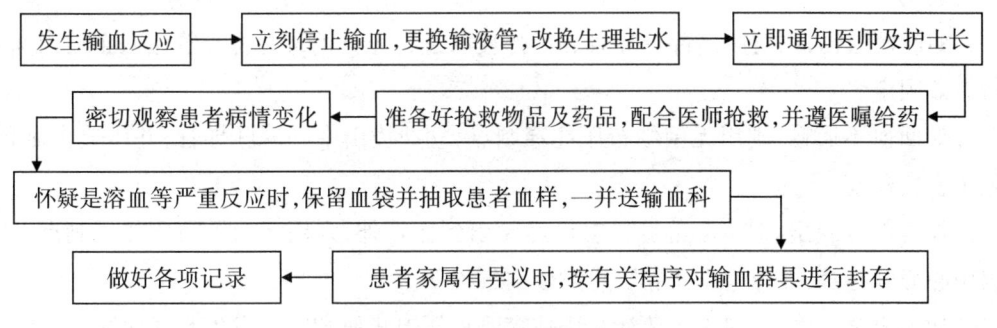

图3-25 输血反应质量控制流程

二十五、深静脉置管堵塞的应急预案及流程

(一)应急预案

(1)嘱患者变换体位以确定管路是否真正堵塞,在已堵管腔上标明"已堵"字样。

(2)了解患者凝血功能。

(3)告知主管医师及护士长堵塞情况。

(4)给予患者解释及心理护理,取得患者理解。

(5)通管时,避免强行加压推注,避免血栓脱落,遵医嘱给予溶栓治疗或拔管。

(6)在特护单上记录已堵管腔的时间、处理措施。

(7)另行开放静脉通道。

(8)做好护理交接班工作。

(二)应急流程

深静脉置管堵塞的应急流程见图3-26。

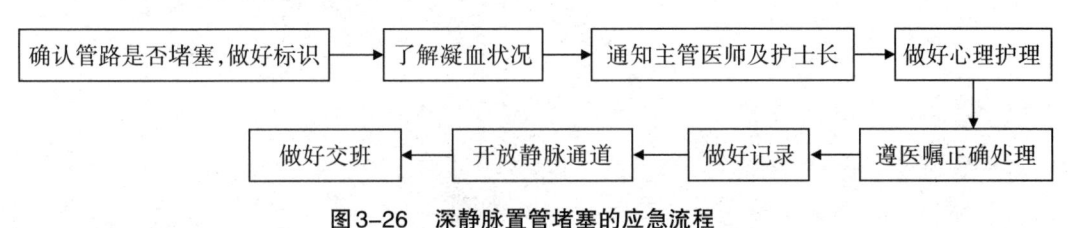

确认管路是否堵塞,做好标识 → 了解凝血状况 → 通知主管医师及护士长 → 做好心理护理

做好交班 ← 开放静脉通道 ← 做好记录 ← 遵医嘱正确处理

图3-26 深静脉置管堵塞的应急流程

二十六、深静脉置管脱出的应急预案及流程

(一)应急预案

(1)如果出现中心静脉导管意外脱出,先观察中心静脉是否完全脱出。

(2)如脱出,观察出血量,并判断脱出时间及有无液体渗入组织中。

(3)护士立即报告医师并协助处置:

①如为部分脱出,且中心静脉导管仍在血管中,则用无菌纱布压住穿刺点,检查导管回血是否通畅。

a. 如回血通畅,则对脱出部分导管和局部皮肤进行充分消毒并将导管送入至适当深度,进行有效固定。

b. 如回血不通畅,则用无菌纱布压住穿刺点,立即拔出中心静脉导管,并压迫止血和防止发生空气栓塞。

②如为部分脱出,但中心静脉导管已经脱出到血管外,则用无菌纱布压住穿刺点,立即拔出中心静脉导管,并压迫止血和防止发生空气栓塞。

③如为完全脱出,立即用无菌纱布压住穿刺点压迫止血和防止发生空气栓塞。

(4)拔除中心静脉导管后,检查导管是否完整,必要时需行胸部X线检查有无导管残留或并发症出现。

(5)中心静脉导管拔出后,由医师根据病情决定是否需要再次建立中心静脉通道。

(6)对于清醒患者,应给予心理支持及安抚,使患者缓解紧张情绪。

(7)对于躁动患者,需要加强约束,以防止中心静脉导管再次脱出。

(8)责任护士密切观察患者伤口、生命体征、渗血、管路通畅及体温等情况变化。

(9)如脱管后仍需要持续泵入血管活性药以维持有效循环血压,则在成功建立新的中心静脉通道前,备好抢救药品,必要时在外周静脉建立临时静脉通道。

(10)如脱管后有部分液体漏入组织中,报告医师,由医师决定是否需要进行相应处理。

(11)患者病情稳定后,补记抢救记录,整理用物及床单位。

(二)应急流程

深静脉置管脱出的应急流程见图3-27。

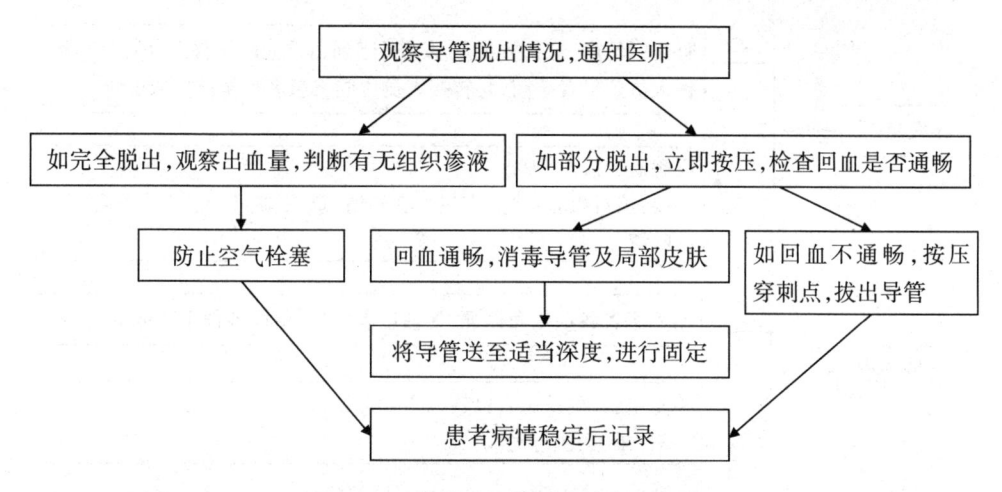

```
                    观察导管脱出情况,通知医师
                    ┌──────────┴──────────┐
        如完全脱出,观察出血量,判断有无组织渗液    如部分脱出,立即按压,检查回血是否通畅
                │                    ┌──────────┴──────────┐
           防止空气栓塞         回血通畅,消毒导管及局部皮肤    如回血不通畅,按压穿刺点,拔出导管
                                     │
                           将导管送至适当深度,进行固定
                                     │
                              患者病情稳定后记录
```

图 3-27　深静脉置管脱出的应急流程

二十七、医院感染暴发流行的应急预案及流程

(一)应急预案

(1)发现感染暴发流行时,立即上报护理部、医务处、感染办等相关部门。
(2)在感染办的指导下,采取积极有力的防护措施救治患者。
(3)在感染办的指导下,采取有效的消毒隔离措施,切断传播途径,避免感染扩散。
(4)协助相关部门开展流行病学调查。

(二)应急流程

医院感染暴发流行的应急流程见图 3-28。

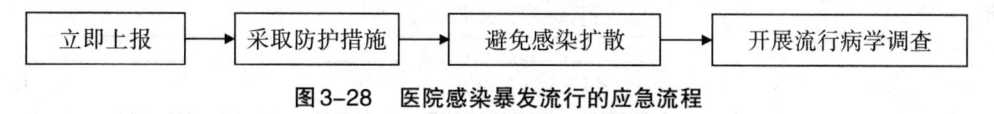

```
立即上报 → 采取防护措施 → 避免感染扩散 → 开展流行病学调查
```

图 3-28　医院感染暴发流行的应急流程

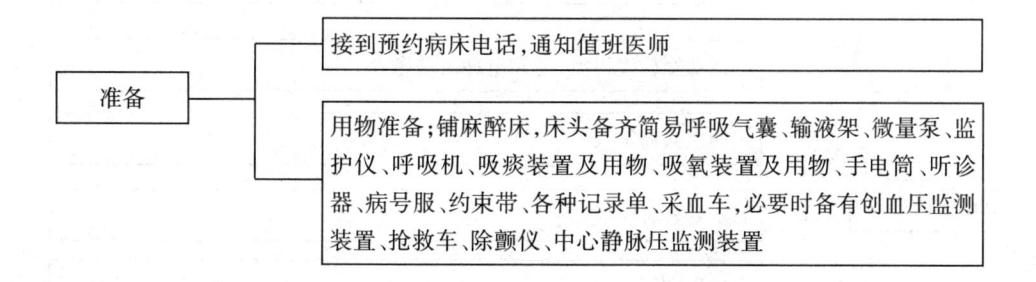

二十八、转入患者流程

转入患者流程见图 3-29。

```
         ┌─ 接到预约病床电话,通知值班医师
    准备 ─┤
         └─ 用物准备:铺麻醉床,床头备齐简易呼吸气囊、输液架、微量泵、监
            护仪、呼吸机、吸痰装置及用物、吸氧装置及用物、手电筒、听诊
            器、病号服、约束带、各种记录单、采血车,必要时备有创血压监测
            装置、抢救车、除颤仪、中心静脉压监测装置
```

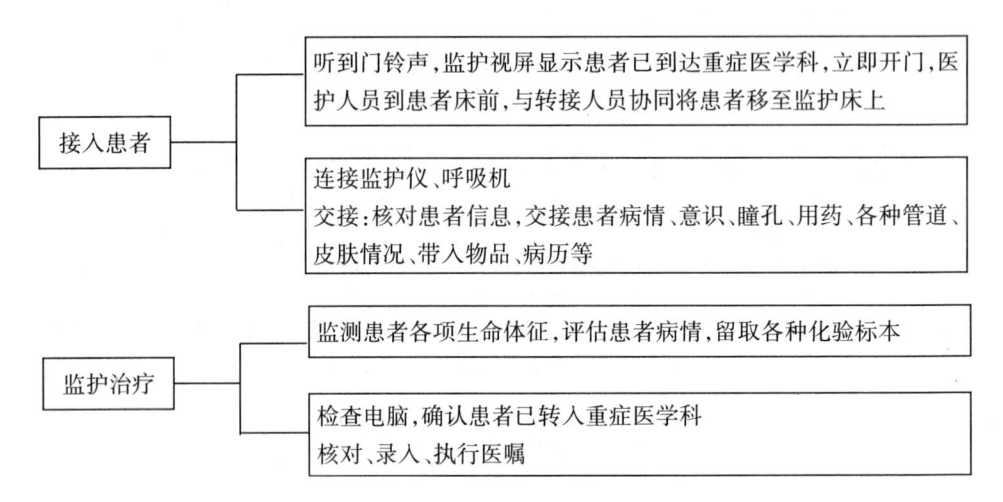

```
                ┌─ 听到门铃声,监护视屏显示患者已到达重症医学科,立即开门,医
                │  护人员到患者床前,与转接人员协同将患者移至监护床上
  接入患者 ──┤
                │  连接监护仪、呼吸机
                └─ 交接:核对患者信息,交接患者病情、意识、瞳孔、用药、各种管道、
                   皮肤情况、带入物品、病历等

                ┌─ 监测患者各项生命体征,评估患者病情,留取各种化验标本
  监护治疗 ──┤
                └─ 检查电脑,确认患者已转入重症医学科
                   核对、录入、执行医嘱
```

图 3-29 转入患者流程

二十九、送患者外出检查的流程及标准

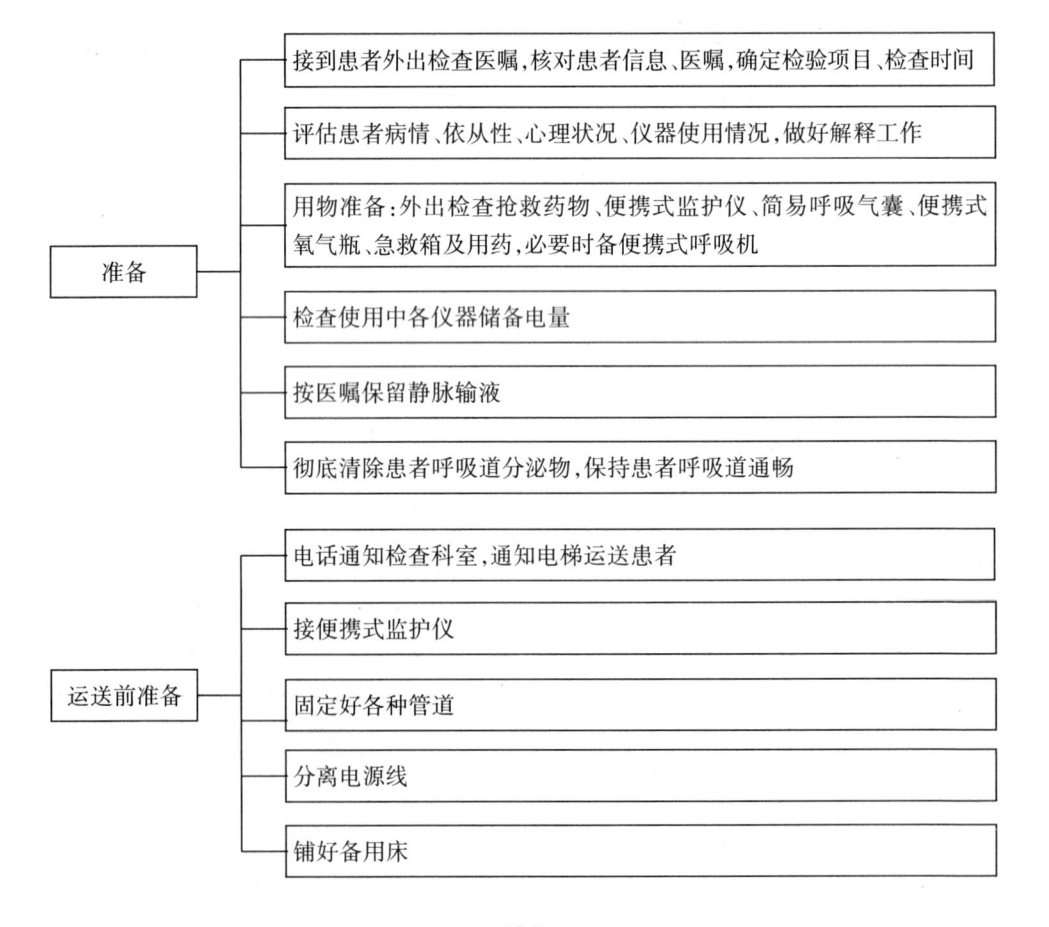

(一)流程

送患者外出检查的流程见图 3-30。

```
          ┌─ 接到患者外出检查医嘱,核对患者信息、医嘱,确定检验项目、检查时间
          │
          │  评估患者病情、依从性、心理状况、仪器使用情况,做好解释工作
          │
  准备 ──┤  用物准备:外出检查抢救药物、便携式监护仪、简易呼吸气囊、便携式
          │  氧气瓶、急救箱及用药,必要时备便携式呼吸机
          │
          │  检查使用中各仪器储备电量
          │
          │  按医嘱保留静脉输液
          │
          └─ 彻底清除患者呼吸道分泌物,保持患者呼吸道通畅

                ┌─ 电话通知检查科室,通知电梯运送患者
                │
                │  接便携式监护仪
                │
  运送前准备 ──┤  固定好各种管道
                │
                │  分离电源线
                │
                └─ 铺好备用床
```

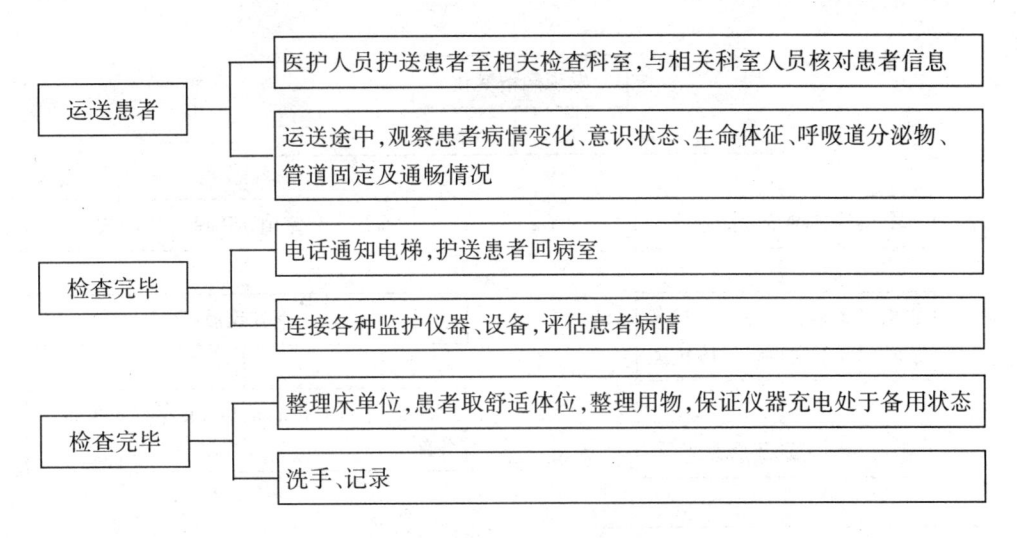

```
运送患者 ──┬── 医护人员护送患者至相关检查科室,与相关科室人员核对患者信息
           └── 运送途中,观察患者病情变化、意识状态、生命体征、呼吸道分泌物、管道固定及通畅情况

检查完毕 ──┬── 电话通知电梯,护送患者回病室
           └── 连接各种监护仪器、设备,评估患者病情

检查完毕 ──┬── 整理床单位,患者取舒适体位,整理用物,保证仪器充电处于备用状态
           └── 洗手、记录
```

图3-30 送患者外出检查的流程

(二)标准

(1)准备用物时,检查便携式监护仪、简易呼吸气囊、吸痰装置、急救箱、便携式呼吸机,保证各设备功能完好。

(2)电话通知电梯准时接送患者。

(3)保证各仪器储备电量充足。

(4)做好运送前准备。

(5)运送患者时,保护患者隐私,注意保暖,必要时加盖毛毯和棉被。

三十、患者外出检查期间突发紧急状况时抢救的应急预案及流程

(一)应急预案

(1)在立即通知医师的同时就地抢救,必要时通知上级领导。

(2)通知家属,必要时可请总值班通知家属,复苏转归后严格按医嘱保证治疗和护理准确与及时,安抚患者及家属。

(3)向总值班、医务部、护理部汇报抢救情况和抢救结果。

(4)如患者抢救无效死亡,应待家属到现场后再转运尸体。

(5)做好病情记录及抢救记录。

(6)在抢救过程中,注意对同室患者进行保护。

(二)应急流程

患者外出检查期间突发紧急状况时抢救的应急流程见图3-31。

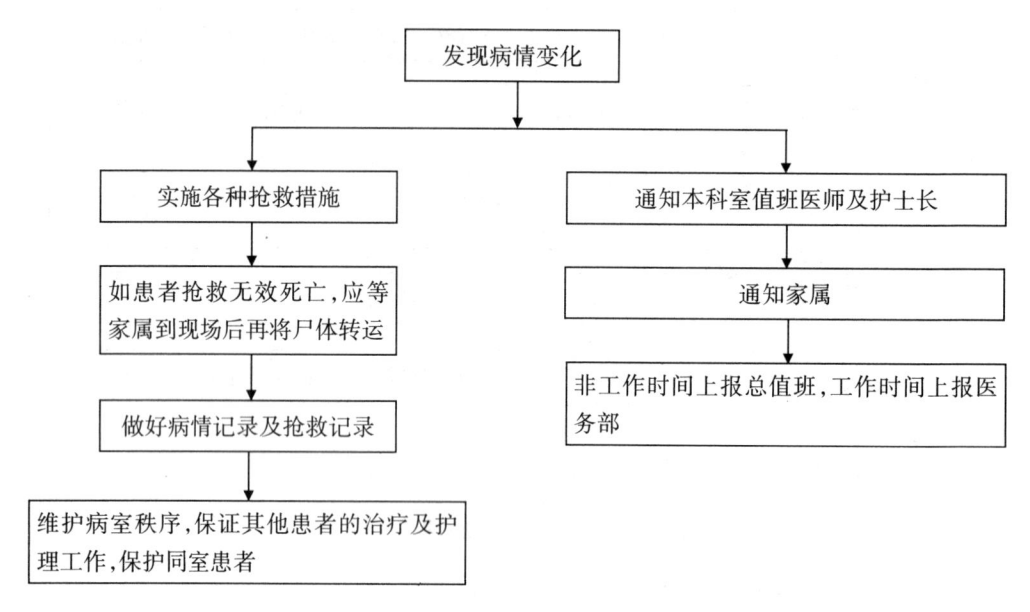

```
          发现病情变化
          ↓
   ┌──────┴──────┐
   ↓             ↓
实施各种抢救措施   通知本科室值班医师及护士长
   ↓             ↓
如患者抢救无效死亡,应等    通知家属
家属到现场后再将尸体转运    ↓
   ↓             非工作时间上报总值班,工作时间上报医务部
做好病情记录及抢救记录
   ↓
维护病室秩序,保证其他患者的治疗及护
理工作,保护同室患者
```

图3-31 患者外出检查期间突发紧急状况时突发抢救的应急流程

三十一、转科过程中不可预测事件的应急预案及流程

(一)应急预案

(1)护士通知相关科室做好接收患者的准备。

(2)由主管护士和医师共同评估患者情况,做好转科前的准备工作,包括药品和必要的救护设备。医师、护士必须陪同患者,不得离开。

(3)护士在转运前应电话通知电梯,保证转运路程通畅,减少患者路途中的逗留时间及意外事件发生的概率。

(4)转运过程中注意观察患者的全身情况。

(5)如果发生不可预测的紧急事件,必须就地抢救,并通知病房医护人员接应并共同抢救,患者初步抢救成功后,再返回病房,中途不间断抢救。

(6)及时做好抢救记录。

(7)如发生引流管脱出、人工气道脱管、窒息、输液脱管、坠床等情况,按相应应急预案处理。

(二)应急流程

转科过程中不可预测事件的应急流程见图3-32。

```
通知相关科室做好接收准备 → 做好准备工作 → 保证转运路程通畅 → 观察患者
                                                      ↓
按各应急预案处理 ← 做好记录 ← 发生事件就地抢救
```

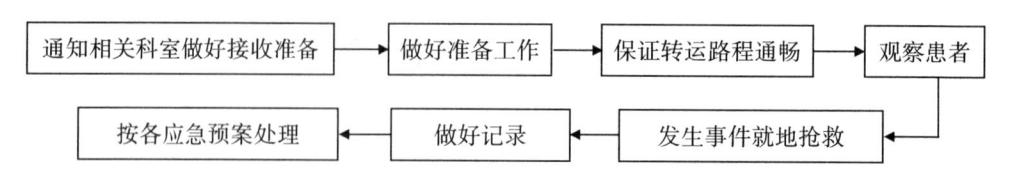

图3-32 转科过程中不可预测事件的应急流程

三十二、转出患者流程及标准

(一)流程

转出患者流程见图3-33。

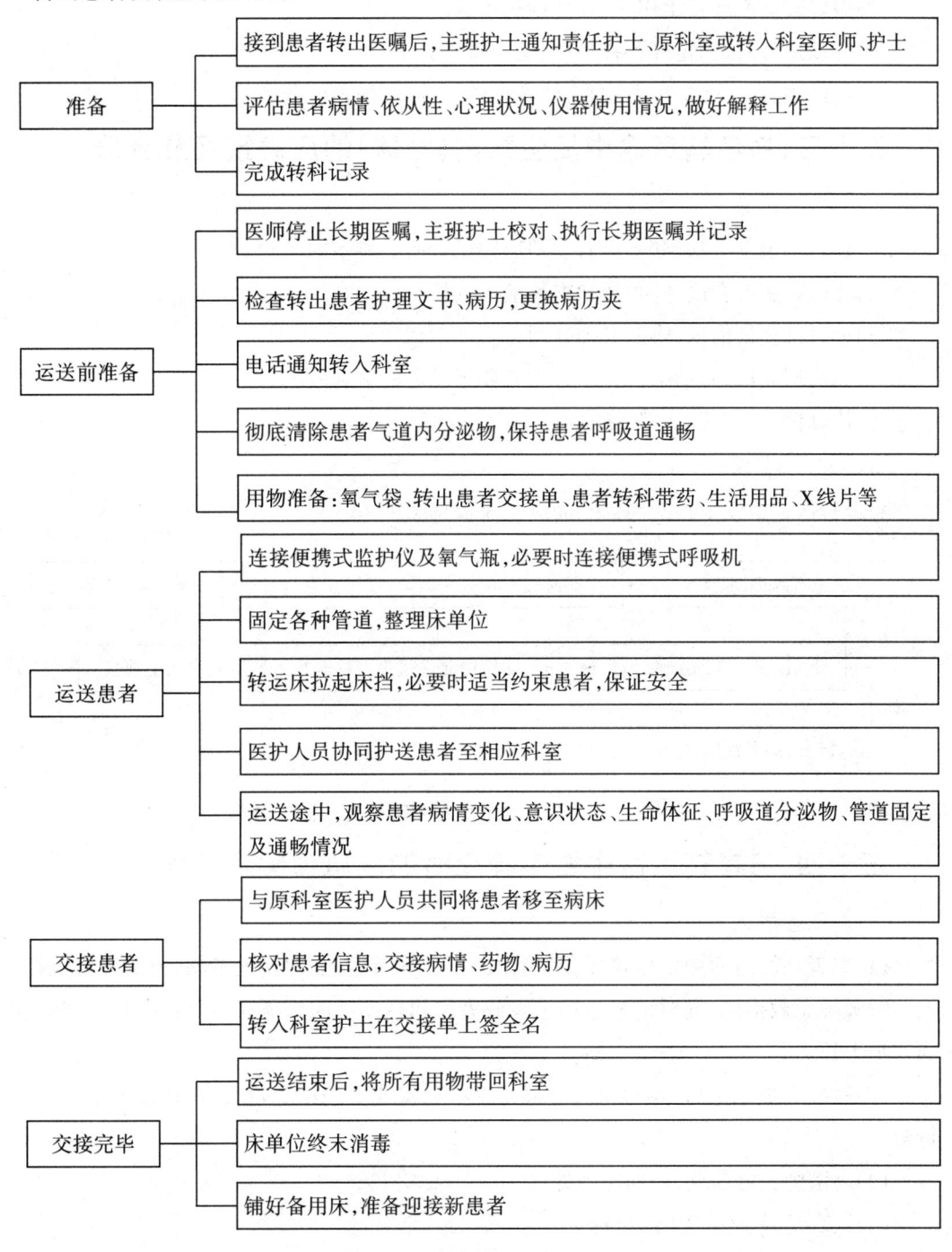

```
┌─────────┐  ┌──────────────────────────────────────────────────────┐
│  准备   │──│ 接到患者转出医嘱后,主班护士通知责任护士、原科室或转入科室医师、护士 │
│         │  ├──────────────────────────────────────────────────────┤
│         │──│ 评估患者病情、依从性、心理状况、仪器使用情况,做好解释工作 │
│         │  ├──────────────────────────────────────────────────────┤
│         │──│ 完成转科记录                                         │
└─────────┘  └──────────────────────────────────────────────────────┘

┌─────────┐  ┌──────────────────────────────────────────────────────┐
│运送前准备│──│ 医师停止长期医嘱,主班护士校对、执行长期医嘱并记录      │
│         │  ├──────────────────────────────────────────────────────┤
│         │──│ 检查转出患者护理文书、病历,更换病历夹                  │
│         │  ├──────────────────────────────────────────────────────┤
│         │──│ 电话通知转入科室                                       │
│         │  ├──────────────────────────────────────────────────────┤
│         │──│ 彻底清除患者气道内分泌物,保持患者呼吸道通畅           │
│         │  ├──────────────────────────────────────────────────────┤
│         │──│ 用物准备:氧气袋、转出患者交接单、患者转科带药、生活用品、X线片等 │
└─────────┘  └──────────────────────────────────────────────────────┘

┌─────────┐  ┌──────────────────────────────────────────────────────┐
│运送患者 │──│ 连接便携式监护仪及氧气瓶,必要时连接便携式呼吸机       │
│         │  ├──────────────────────────────────────────────────────┤
│         │──│ 固定各种管道,整理床单位                               │
│         │  ├──────────────────────────────────────────────────────┤
│         │──│ 转运床拉起床挡,必要时适当约束患者,保证安全           │
│         │  ├──────────────────────────────────────────────────────┤
│         │──│ 医护人员协同护送患者至相应科室                         │
│         │  ├──────────────────────────────────────────────────────┤
│         │──│ 运送途中,观察患者病情变化、意识状态、生命体征、呼吸道分泌物、管道固定及通畅情况 │
└─────────┘  └──────────────────────────────────────────────────────┘

┌─────────┐  ┌──────────────────────────────────────────────────────┐
│交接患者 │──│ 与原科室医护人员共同将患者移至病床                     │
│         │  ├──────────────────────────────────────────────────────┤
│         │──│ 核对患者信息,交接病情、药物、病历                     │
│         │  ├──────────────────────────────────────────────────────┤
│         │──│ 转入科室护士在交接单上签全名                           │
└─────────┘  └──────────────────────────────────────────────────────┘

┌─────────┐  ┌──────────────────────────────────────────────────────┐
│交接完毕 │──│ 运送结束后,将所有用物带回科室                         │
│         │  ├──────────────────────────────────────────────────────┤
│         │──│ 床单位终末消毒                                         │
│         │  ├──────────────────────────────────────────────────────┤
│         │──│ 铺好备用床,准备迎接新患者                             │
└─────────┘  └──────────────────────────────────────────────────────┘
```

图3-33 转出患者流程

(二)标准

(1)电话通知转入科室时,先告知患者姓名、性别、诊断、病情、需备用的仪器和用物。

(2)在转出患者交接表上填写患者基本信息,详细登记病历内容。

(3)做好转运前准备工作后,才能搬运患者。

(4)搬动患者时,固定好各种管道,防止管道脱出。

(5)运送患者时,保护患者隐私,注意保暖,必要时加盖毛毯和棉被。

三十三、患者转运途中发生跌倒(坠床)的应急预案及流程

(一)应急预案

(1)患者不慎发生跌倒(坠床),立即通知患者所在科室的医师。

(2)守候在患者旁边,同时通知本科室护士长。

(3)为医师提供信息,协助医师处理。

(4)如病情允许,协助医护人员将患者移至最近科室观察。

(5)认真记录患者跌倒(坠床)的过程。

(二)应急流程

患者转运途中发生跌倒(坠床)的应急流程见图3-34。

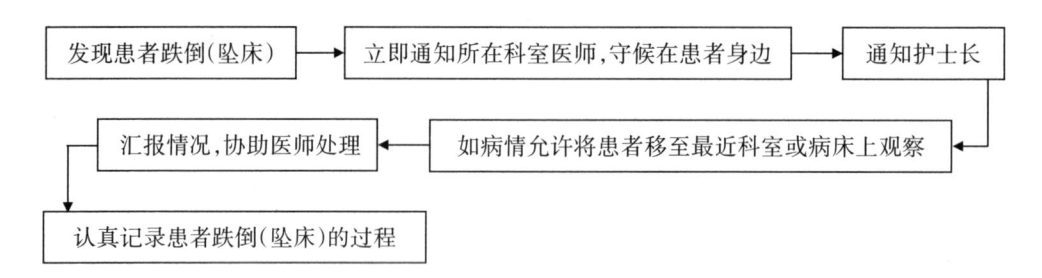

```
发现患者跌倒(坠床) → 立即通知所在科室医师,守候在患者身边 → 通知护士长
                                                              ↓
认真记录患者跌倒(坠床)的过程 ← 汇报情况,协助医师处理 ← 如病情允许将患者移至最近科室或病床上观察
```

图3-34 患者转运途中发生跌倒(坠床)的应急流程

三十四、患者转运途中发生猝死时的应急预案及流程

(一)应急预案

(1)患者在转运途中发生猝死,迅速作出正确判断后,立即就地抢救,行胸外心脏按压、人工呼吸等急救措施,同时请旁边的患者或者家属帮助呼叫医务人员、所在科室医师,同时通知护士长。

(2)医务人员到达后,及时将患者移至最近科室或者病床上抢救,搬运过程中不可间断抢救。

(3)为医师提供信息,协助医师处理。

(4)认真记录事情发生的过程。

(二)应急流程

患者转运途中发生猝死时的应急流程见图3-35。

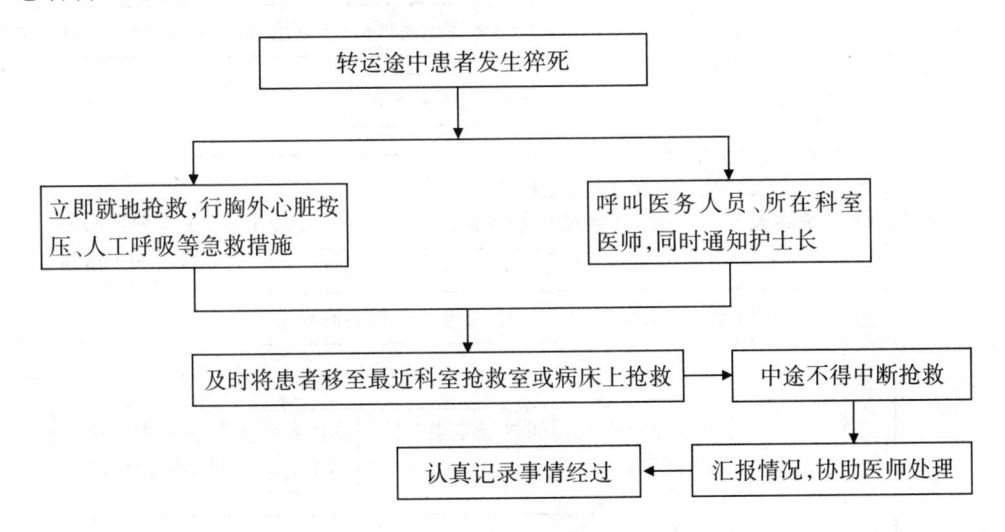

```
            转运途中患者发生猝死
              /            \
立即就地抢救,行胸外心脏按    呼叫医务人员、所在科室
压、人工呼吸等急救措施      医师,同时通知护士长
              \            /
及时将患者移至最近科室抢救室或病床上抢救 → 中途不得中断抢救
              ↓                              ↓
         认真记录事情经过  ←  汇报情况,协助医师处理
```

图3-35　患者转运途中发生猝死时的应急流程

三十五、观察、了解、处置患者用药与治疗反应的应急预案及流程

(一)应急预案

(1)立即停止使用药物。

(2)立即报告护士长,同时报告值班医师。

(3)根据医嘱进行处理,情况严重者应配合医师,立即抢救。

(4)落实相应的护理措施。

(5)及时记录护士记录单,做好抢救观察记录。

(6)发生输液反应时,应将撤下的输液器形成密闭状态,并用无菌治疗巾包裹,标明时间,冷藏备检。

(二)应急流程

观察、了解、处置患者用药与治疗反应的应急流程见图3-36。

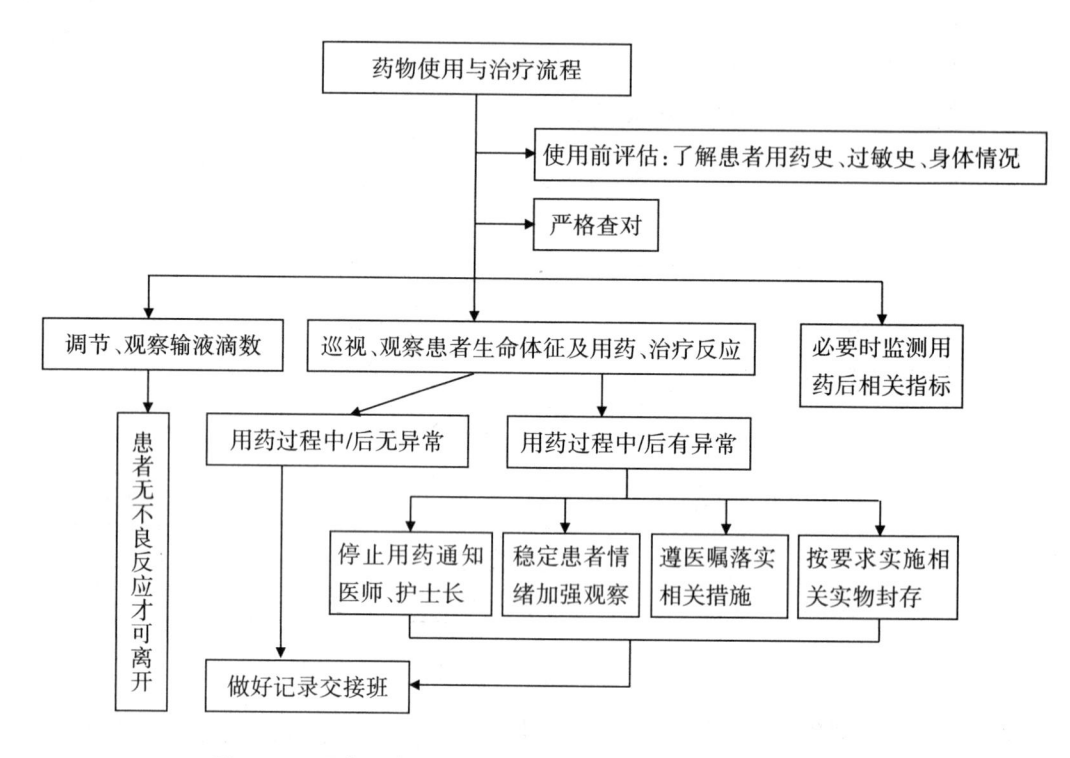

```
                    ┌─────────────────┐
                    │ 药物使用与治疗流程 │
                    └────────┬────────┘
                             │
                             ├──→ 使用前评估：了解患者用药史、过敏史、身体情况
                             │
                             ├──→ 严格查对
                             │
      ┌──────────────────────┼──────────────────────┐
      │                      │                      │
┌───────────┐    ┌─────────────────────────┐   ┌──────────────┐
│调节、观察 │    │巡视、观察患者生命体征及 │   │必要时监测用药│
│输液滴数   │    │用药、治疗反应           │   │后相关指标    │
└─────┬─────┘    └────────────┬────────────┘   └──────────────┘
      │              ┌────────┴────────┐
      │              │                 │
      │       ┌─────────────┐   ┌─────────────┐
      │       │用药过程中/后│   │用药过程中/后│
      │       │无异常       │   │有异常       │
      │       └──────┬──────┘   └──────┬──────┘
      │              │        ┌────────┼────────┬──────────┐
      │              │    ┌───────┐┌───────┐┌───────┐┌───────┐
      │              │    │停止用 ││稳定患 ││遵医嘱 ││按要求 │
      │              │    │药通知 ││者情绪 ││落实相 ││实施相 │
      │              │    │医师、 ││加强观 ││关措施 ││关实物 │
      │              │    │护士长 ││察     ││       ││封存   │
      │              │    └───┬───┘└───────┘└───────┘└───────┘
   患者无不良         │        │
   反应才可离开       └────────┼─────→ 做好记录交接班
                               │
```

图 3-36　观察、了解、处置患者用药与治疗反应的应急流程

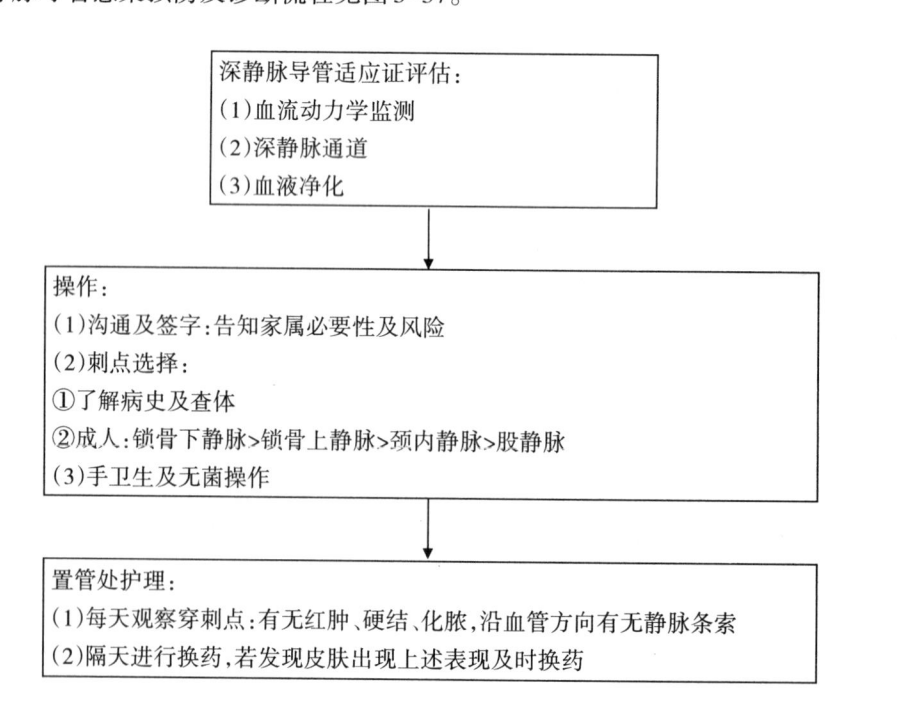

三十六、深静脉导管感染的预防及诊断流程

深静脉导管感染预防及诊断流程见图 3-37。

```
┌─────────────────────────────────┐
│深静脉导管适应证评估：           │
│(1)血流动力学监测                │
│(2)深静脉通道                    │
│(3)血液净化                      │
└────────────────┬────────────────┘
                 │
                 ▼
┌─────────────────────────────────────────────┐
│操作：                                       │
│(1)沟通及签字：告知家属必要性及风险          │
│(2)刺点选择：                                │
│①了解病史及查体                              │
│②成人：锁骨下静脉>锁骨上静脉>颈内静脉>股静脉│
│(3)手卫生及无菌操作                          │
└────────────────┬────────────────────────────┘
                 │
                 ▼
┌──────────────────────────────────────────────────────────┐
│置管处护理：                                              │
│(1)每天观察穿刺点：有无红肿、硬结、化脓，沿血管方向有无  │
│静脉条索                                                  │
│(2)隔天进行换药，若发现皮肤出现上述表现及时换药          │
└──────────────────────────────────────────────────────────┘
```

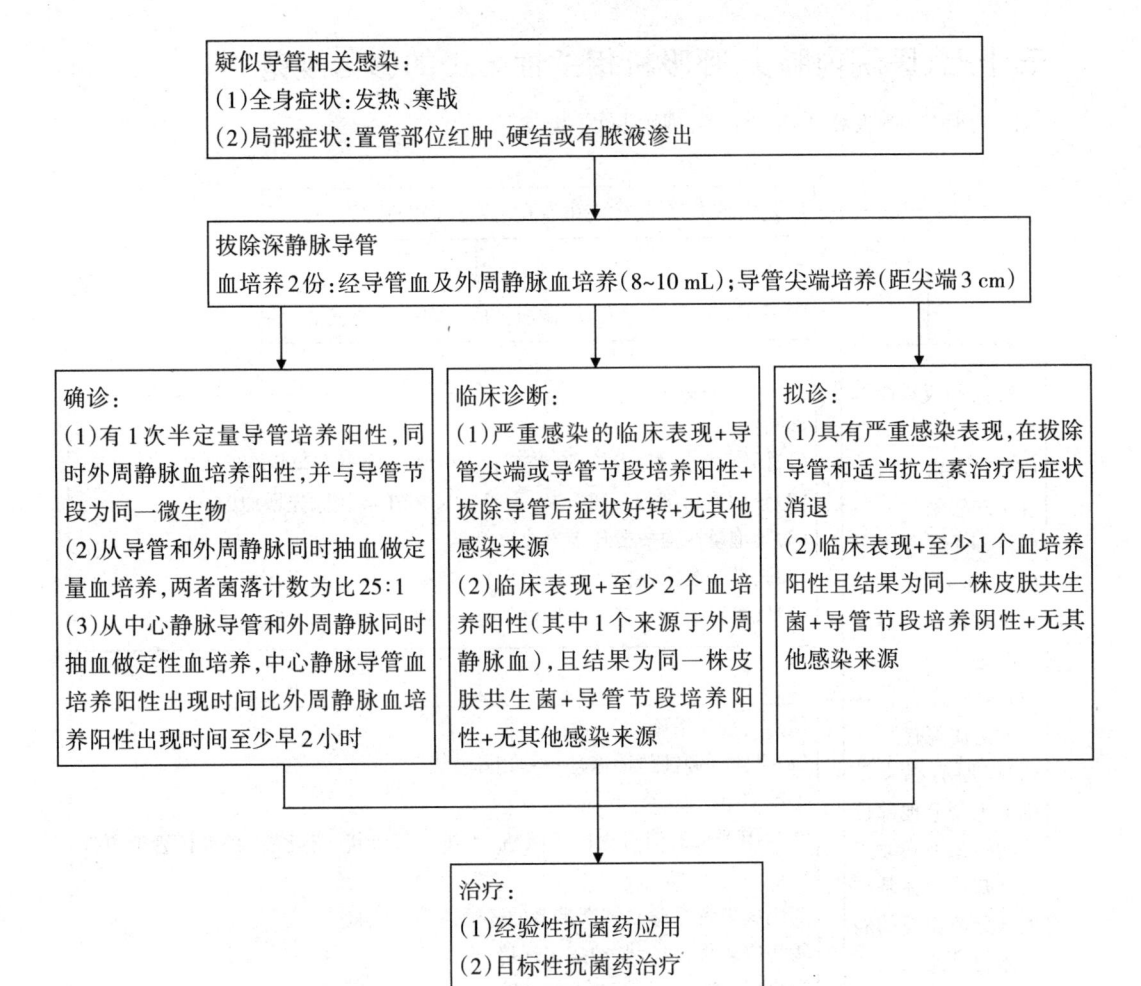

```
┌─────────────────────────────────────────────────┐
│ 疑似导管相关感染：                              │
│ (1)全身症状：发热、寒战                         │
│ (2)局部症状：置管部位红肿、硬结或有脓液渗出     │
└─────────────────────────────────────────────────┘
                          ↓
┌─────────────────────────────────────────────────────────────────┐
│ 拔除深静脉导管                                                  │
│   血培养2份：经导管血及外周静脉血培养(8~10 mL)；导管尖端培养(距尖端3 cm) │
└─────────────────────────────────────────────────────────────────┘
```

确诊：	临床诊断：	拟诊：
(1)有1次半定量导管培养阳性，同时外周静脉血培养阳性，并与导管节段为同一微生物	(1)严重感染的临床表现+导管尖端或导管节段培养阳性+拔除导管后症状好转+无其他感染来源	(1)具有严重感染表现，在拔除导管和适当抗生素治疗后症状消退
(2)从导管和外周静脉同时抽血做定量血培养，两者菌落计数为比≥5:1	(2)临床表现+至少2个血培养阳性(其中1个来源于外周静脉血)，且结果为同一株皮肤共生菌+导管节段培养阳性+无其他感染来源	(2)临床表现+至少1个血培养阳性且结果为同一株皮肤共生菌+导管节段培养阴性+无其他感染来源
(3)从中心静脉导管和外周静脉同时抽血做定性血培养，中心静脉导管血培养阳性出现时间比外周静脉血培养阳性出现时间至少早2小时		

```
治疗：
(1)经验性抗菌药应用
(2)目标性抗菌药治疗
(3)并发症的处理
```

图3-37 深静脉导管感染的预防及诊断流程

三十七、医院内肺炎/呼吸机相关性肺炎的诊治规范

医院内肺炎/呼吸相关肺炎诊治规范见图3-38。

医院内肺炎定义：住院患者在医院获得的肺部感染

呼吸相关性肺炎定义：机械通气后出现的肺部感染

医院内肺炎诊断标准：
(1)入院48小时后发生的感染
(2)有明确潜伏期的感染，入院时超过平均潜伏期后发生的感染
(3)本次感染直接与上次住院有关
(4)在原有感染基础上出现其他部位新的感染或在原感染已知病原体基础上又分离出新的病原体的感染
(5)由于诊疗措施激活的潜在性感染
(6)医务人员在医院工作期间获得的感染

诊断标准：
(1)插管48小时后发热、脓性痰，以及气管、支气管分泌物涂片染色可见细菌
(2)外周血白细胞总数升高，大于 $10 \times 10^9/L$ 或较原先增加25%
(3)肺泡动脉血氧分压差升高
(4)胸部X线检查提示肺部出现新的或进展中的浸润病灶
(5)气管吸出物定量培养阳性，菌落计数大于 $10 \times 10^6/mL$

预防与控制措施：
(1)机体外源性传播途径——切断：
①手卫生
②共用器械的消毒灭菌呼吸机、纤维支气管镜、雾化器、呼吸机管道更换1次/周
③隔离患者及病原体携带者的呼吸道合胞病毒
④病室管理：单人监护病房环境、地面消毒
(2)机体消化道——减少或消除：
①气道管理：充分气道湿化，正确吸痰，吸引气囊上滞留物
②口咽部管理：气管切开者切口周围每天换药，每天口腔护理每2~6小时1次，并及时清理口腔分泌物
③控制胃内容物反流，改进营养支持方法，床头抬高30°~45°或半卧位
(3)提高机体免疫防御功能

标本留取
深部取痰：支气管镜、吸取或直接吸痰管取痰

治疗措施：
依据药敏结果，合理使用抗菌药

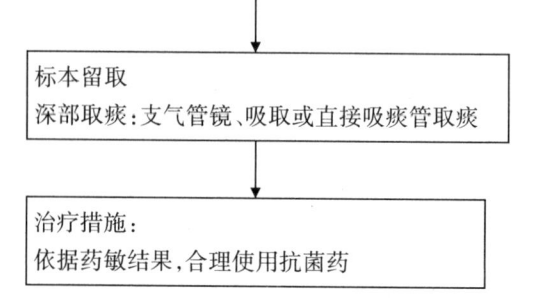

图3-38 医院内肺炎/呼吸机相关性肺炎的诊治规范

三十八、泌尿系统感染的预防及诊治流程

泌尿系统感染预防诊治流程见图3-39。

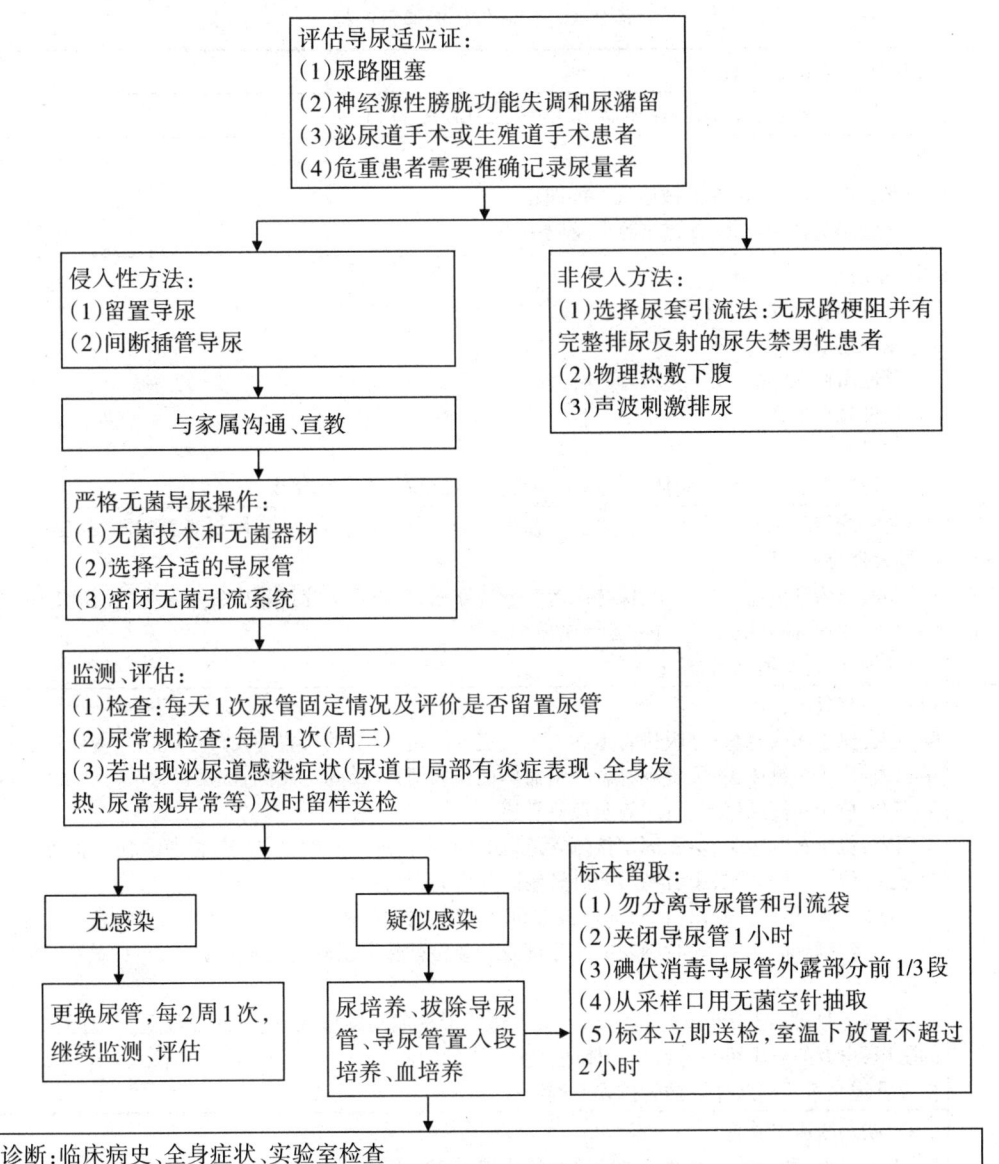

```
评估导尿适应证：
(1)尿路阻塞
(2)神经源性膀胱功能失调和尿潴留
(3)泌尿道手术或生殖道手术患者
(4)危重患者需要准确记录尿量者
```

侵入性方法：
(1)留置导尿
(2)间断插管导尿

非侵入方法：
(1)选择尿套引流法：无尿路梗阻并有完整排尿反射的尿失禁男性患者
(2)物理热敷下腹
(3)声波刺激排尿

与家属沟通、宣教

严格无菌导尿操作：
(1)无菌技术和无菌器材
(2)选择合适的导尿管
(3)密闭无菌引流系统

监测、评估：
(1)检查：每天1次尿管固定情况及评价是否留置尿管
(2)尿常规检查：每周1次(周三)
(3)若出现泌尿道感染症状(尿道口局部有炎症表现、全身发热、尿常规异常等)及时留样送检

无感染：更换尿管，每2周1次，继续监测、评估

疑似感染：尿培养、拔除导尿管、导尿管置入段培养、血培养

标本留取：
(1)勿分离导尿管和引流袋
(2)夹闭导尿管1小时
(3)碘伏消毒导尿管外露部分前1/3段
(4)从采样口用无菌空针抽取
(5)标本立即送检，室温下放置不超过2小时

诊断：临床病史、全身症状、实验室检查
无症状菌尿症的判定：尿培养，革兰氏阳性球菌浓度≥10^4 cfu/mL，革兰氏阴性杆菌浓度≥10^5 cfu/mL，真菌浓度>10^3 cfu/mL
菌尿症的判定：新鲜尿定量培养浓度>10^3 cfu/mL

治疗：必须留置者，立即更换导尿管
膀胱冲洗，生理盐水1次/天
抗生素治疗，依据药敏结果选择抗生素

图3-39 泌尿系统感染的预防、诊治流程

三十九、俯卧位机械通气流程

俯卧位机械通气流程见表3-1。

表3-1 俯卧位机械通气流程

评估	患者神志情况,镇静评分
	管路:胃管、输液管道、动静脉导管、胸腔/腹腔引流管、尿管等
	适应证: (1)严重低氧血症,常规机械通气不能纠正 (2)促进塌陷肺泡复张、促进气道分泌物引流
	相对禁忌证: (1)严重的血流动力学不稳定 (2)颅内压增高 (3)急性出血性疾病 (4)颈椎脊柱损伤 (5)骨科手术 (6)近期腹部手术需要限制体位、妊娠不能耐受俯卧位的姿势等情况
操作前准备	(1)在实施俯卧位通气前,使用镇静药物使患者处于相对镇静状态,以降低患者的不安(建议行为疼痛量表评分:3分) (2)在实施俯卧位通气过程中,保持患者呼吸道通畅,防止在治疗过程中发生窒息(操作前先吸痰) (3)暂停饮食,撕开电极贴,并准备新电极5个 (4)用物准备:凹形枕、软枕2~3个
操作步骤	(1)位置与分工: 第一人:位于床头,负责呼吸机管道和人工气道的固定、头部的安置和发口令(备注:责任护士) 第二人:位于左侧床头,负责观察患者生命体征及病情,以及固定该侧管道、胃管(备注:责任组长) 第三人:位于左侧床尾,负责尿管及该侧管道。 第四人:位于右侧床头,负责固定该侧管道,如静脉输液通道及微量泵(备注:督查协助护士) 第五人:位于右侧床尾,患者稍后侧卧转俯卧的方向,负责放软枕 (2)操作步骤:第一人发出口令,其余四人同时将患者托起,先移向床的一侧,然后将患者转为侧卧,再在患者双肩部、胸部、髂骨、膝部、小腿部及骨隆突处垫上柔软的枕头或敷料,左右做好交接(管道和体位) (3)翻身后处理:把头部垫高20°~30°,头下垫凹形枕或马蹄形枕,使颜面部悬空,可避免人工气道的受压,患者的双手可平行置于身体的两侧或头的两侧 检查管道是否通畅及保证插管位置正确
并发症及注意事项	(1)皮肤黏膜压迫受损 (2)人工气道、动静脉管道及各种引流管的压迫、扭曲、移位、脱出 (3)注意患者气道的引流,防止气道阻塞 (4)颜面部水肿 (5)手臂位置不正确导致神经麻痹
俯卧位通气结束	(1)俯卧位结束后,先由第一人安排人员管理好患者的管路,并且发出口令,其余人员同时将患者托起,先移向床的一侧,然后将患者转为侧卧,撤出床垫上的软枕和敷料,整理好床铺,最后将患者摆放至需要的体位 (2)俯卧位治疗结束后,积极做好气道管理,加强气道引流

四十、吸氧过程中中心吸氧装置出现故障时的应急预案及流程

(一)应急预案

(1)立即打开备用氧气瓶,调节流量后连接吸氧管,继续为患者吸氧,并向患者做好解释及安慰工作。

(2)吸氧过程中,密切观察患者缺氧症状有无改善及其他病情变化。

(3)及时通知有关部门进行维修。

(二)应急流程

吸氧过程中中心吸氧装置出现故障时的应急流程见图3-40。

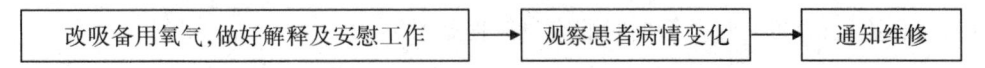

改吸备用氧气,做好解释及安慰工作 → 观察患者病情变化 → 通知维修

图3-40　吸氧过程中中心吸氧装置出现故障时的应急流程

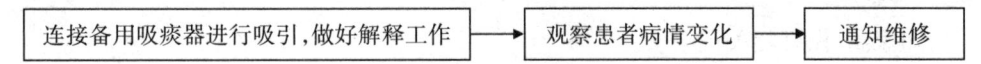

四十一、吸痰过程中中心吸引装置出现故障时的应急预案及流程

(一)应急预案

(1)分离吸痰管与中心吸引装置,连接备用吸痰器进行吸引,并向患者做好解释与安慰工作。

(2)密切观察患者呼吸道分泌物情况,必要时再次吸引。

(3)立即通知有关部门进行维修。

(二)应急流程

吸痰过程中中心吸引装置出现故障时的应急流程见图3-41。

连接备用吸痰器进行吸引,做好解释工作 → 观察患者病情变化 → 通知维修

图3-41　吸痰过程中中心吸引装置出现故障时的应急流程

四十二、防范意外伤害事件的措施与处置突发事件的应急预案及流程

根据三级肿瘤医院评审细则,结合科室实际情况,特制订意外伤害事件的防范措施、应急预案及流程,具体如下:

(一)患者有自杀倾向时的防范措施、应急预案及流程

1.患者有自杀倾向时的防范措施、应急预案及流程

(1)防范措施与应急预案:

①发现患者有自杀倾向时,应立即向上级领导汇报。

②通知值班医师进行危机评估和心理治疗。

③有研究提示,当患者使用的一种自杀方法被限制后,他们一般不宜采用另外的致死性

自杀方法。

④疼痛的折磨是引发患者自杀倾向的重要因素。对于疼痛性疾病和癌性疾病的疼痛、不适,要及时发现、及时处理,并密切观察评估效果。对于合并抑郁症的患者可以请会诊,用药物或心理治疗手段解除其异常心理。

⑤通知家属。

⑥加强巡视,密切观察。详细交接班,做好相关记录。

⑦对于明显自杀倾向者,所有安全措施在实施时应尊重患者,避免引起患者的对抗情绪。

⑧做好心理疏导工作,准确掌握并记录患者的心理状态,为需要协助患者寻求家庭和社会支持。

(2)应急流程:患者有自杀倾向时的应急流程见图3-42。

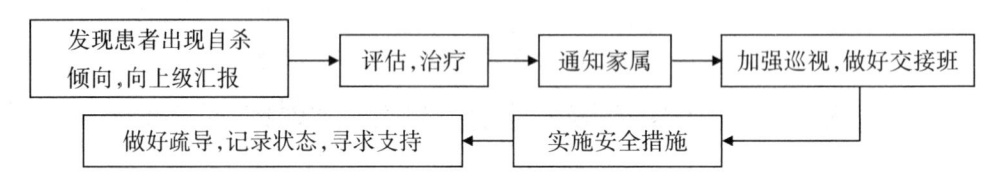

发现患者出现自杀倾向,向上级汇报 → 评估,治疗 → 通知家属 → 加强巡视,做好交接班

做好疏导,记录状态,寻求支持 ← 实施安全措施

图3-42　患者有自杀倾向时的应急流程

2.患者自杀后的防范措施、应急预案及流程

(1)防范措施与应急预案:

①发现患者自杀,应通知医护人员立即赴现场,看患者是否有抢救的可能,如有可能,立即抢救。

②通知值班医师及护士长。

③保护现场。

④通知家属,做好相关记录。

⑤通知医务部或院内总值班。

(2)应急流程:患者自杀后的应急流程见图3-43。

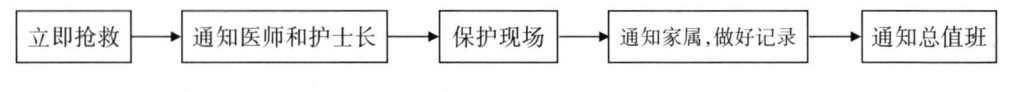

立即抢救 → 通知医师和护士长 → 保护现场 → 通知家属,做好记录 → 通知总值班

图3-43　患者自杀后的应急流程

(二)患者发生精神症状时的防范措施、应急预案及流程

1.防范措施与应急预案

(1)立即通知医师及护士长,夜班通知值班医师。

(2)采取安全保护措施,如果患者出现过激行为时,应当适当约束,隔开病室其他患者,协助医师处理,以免患者自伤或伤及他人。

(3)通知患者家属,医患沟通签字,告知患者病情,严密观察并根据病情考虑对患者是否采取身体束缚与行动限制,以防发生意外。

(4)专科会诊后如实记录病情,专科进一步治疗。

2. 应急流程

患者发生精神症状时的应急流程见图3-44。

通知医师及护士长 → 采取安全保护措施 → 记录病情 → 通知家属

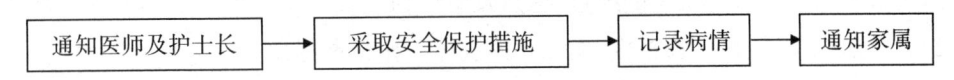

图3-44　患者发生精神症状时的应急流程

(三)遭遇暴徒的防范措施、应急预案及流程

1. 防范措施与应急预案

(1)遇到暴徒时,医护人员应保持头脑冷静,正确分析和处理发生的各种情况,稳定暴徒情绪,防止其出现过激行为,防止其进入病区。

(2)寻求在场其他人员帮助,设法联系保卫科(9599),设法按一键式报警按钮。

(3)安抚患者,减少在场人员的焦虑、恐惧情绪,尽力保证患者及自己的生命安全,以及保护国家财产安全。

(4)暴徒逃走后,注意其走向,为保卫科人员提供线索。

(5)主动协助保卫科人员的调查工作。

(6)尽快恢复病室的正常医疗护理工作,保证患者的医疗安全。

2. 应急流程

遭遇暴徒的应急流程见图3-45。

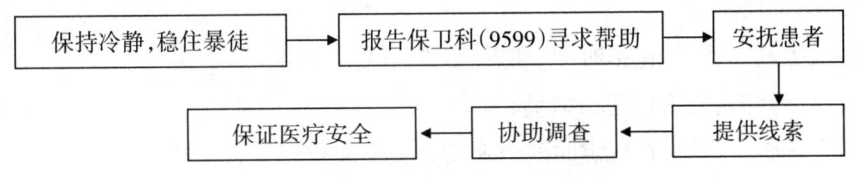

保持冷静,稳住暴徒 → 报告保卫科(9599)寻求帮助 → 安抚患者 → 提供线索 → 协助调查 → 保证医疗安全

图3-45　遭遇暴徒的应急流程

(四)失窃的防范措施、应急预案及流程

1. 防范措施与应急预案

(1)发现失窃,保护现场。

(2)电话通知保卫科来现场处理。

(3)协助保卫科人员进行调查工作。

(4)维持病室秩序,保证患者医疗护理安全。

2. 应急流程

失窃的应急流程见图3-46。

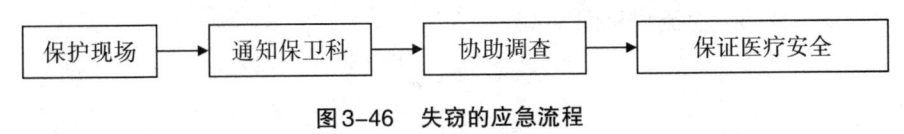

保护现场 → 通知保卫科 → 协助调查 → 保证医疗安全

图3-46　失窃的应急流程

四十三、突发意外事件的应急预案及流程

(一)应急预案

(1)了解突发意外事件发生的经过、地点及事件的性质。

(2)立即向科主任、护士长报告,通知科内全体工作人员待命。

(3)夜间及节假日还需向护理及医疗总值班报告。

(4)备好各种抢救物品及药品。

(5)及时处置,将事件危害降至最低,并留取相关材料。

(二)应急流程

突发意外事件的应急流程见图3-47。

```
           突发意外事件
            /        \
向科主任、护士长报告    夜间及节假日向护理及医疗总值班报告
            \        /
   及时处置,将事件危害降至最低,并留取相关材料
```

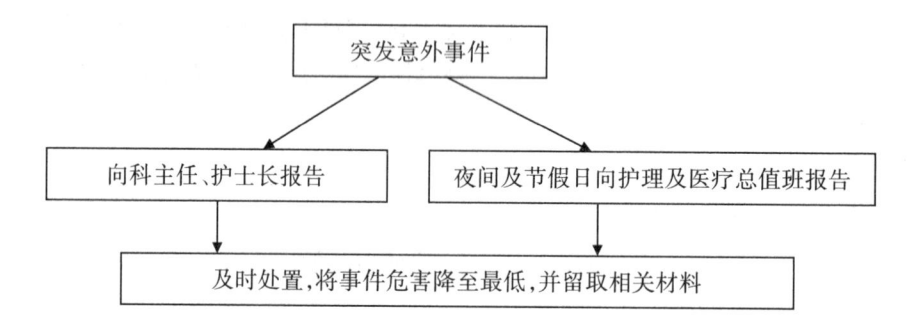

图3-47　突发意外事件的应急流程

信息报送的主要内容:

(1)事件发生基本情况,包括时间、地点、事件性质。

(2)事态发展状态、处置过程和结果。

(3)根据突发事件性质,在规定时间内递交相关书面材料至有关部门。

四十四、大型突发事件的应急预案及流程

(一)应急预案

(1)了解突发事件的经过、地点及受伤人数。

(2)通知科内应急小分队待命。

(3)通知科内全体人员待命。

(4)备好各种抢救物品及药品。

(5)协调本科室工作,并与院内相关科室及时联系。

(二)应急流程

大型突发事件的应急流程见图3-48。

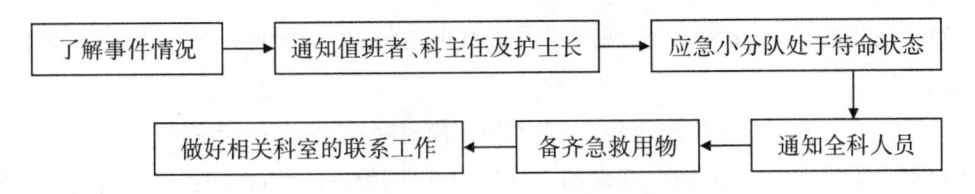

```
了解事件情况 → 通知值班者、科主任及护士长 → 应急小分队处于待命状态
                                                          ↓
做好相关科室的联系工作 ← 备齐急救用物 ← 通知全科人员
```

图 3-48　大型突发事件的应急流程

四十五、停电和突然停电时的应急预案及流程

(一)应急预案

(1)接到停电通知后,监护组长通知科主任及护士长,了解停电的时间和持续时间并告知患者,立即做好停电准备,与电工组联系,备好发电机、应急电源及插线板布线工作,应在停电前10分钟完成。

(2)突然停电后,立即通知医师,值班医师与监护组长做好分配指导工作,给予危重患者使用替代设备,维持抢救工作,开启应急灯照明,通知总值班及科主任和护士长,与后勤部电工组联系,查询停电原因或开启应急发电系统。

(3)各护理人员管理好自己管辖的患者,不准擅自离开,维持抢救工作,密切观察患者病情变化(如无储备电呼吸机使用简易呼吸器,便携式心电监护仪供危重患者使用,其余患者每10分钟测血压、脉搏等,血滤患者手动下机)。

(4)向清醒患者做好安抚工作,尽量协助患者应对停电给患者带来的不便。

(5)监护组长加强巡视病房,组织人员调配,同时注意防火、防盗。

(6)恢复通电后,密切观察患者生命体征情况,如有病情变化,及时通知医师处理。

(7)电话确认电工组是否恢复正常通电,确认通电后联系电工组整理应急电源及插线板,通知总值班、科主任和护士长。

(二)应急流程

停电和突然停电时的应急流程见图3-49。

```
接到停电通知 → 做好停电准备,布插线板 → 突然停电,通知相关科室,开启应急照明
                                                              ↓
调配人员,观察患者病情变化 ← 做好患者的安抚工作 ← 维持抢救工作,观察患者病情变化
    ↓
向患者做好解释工作 → 整理物品,通知总值班、科主任、护士长
```

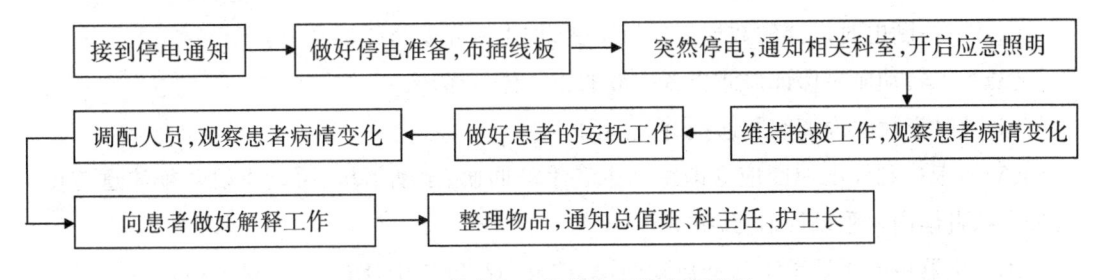

图 3-49　停电和突然停电时的应急流程

四十六、呼吸机断电的应急预案及流程

(一)应急预案

(1)发生呼吸机断电时,立即通知医师。

(2)启用呼吸机自带蓄电池,观察呼吸机蓄电池情况、呼吸机运转情况及患者生命体征变化。

(3)呼吸机不能正常工作时应停用,立即使用简易呼吸器维持患者呼吸。

(4)密切监测患者生命体征,观察面色、口唇及甲床颜色,断电期间护士不得离开。做好清醒患者的安抚工作,减轻患者紧张情绪。

(5)立即与有关部门联系,迅速采取措施,尽快恢复通电。

(6)停电期间,医师、护士不要离开患者。

(7)呼吸机恢复供电后,遵医嘱调节给氧浓度100%,必要时行血气分析,根据病情调节呼吸机参数。

(8)准确记录断电过程中患者病情变化情况。

(二)应急流程

呼吸机断电的应急流程见图3-50。

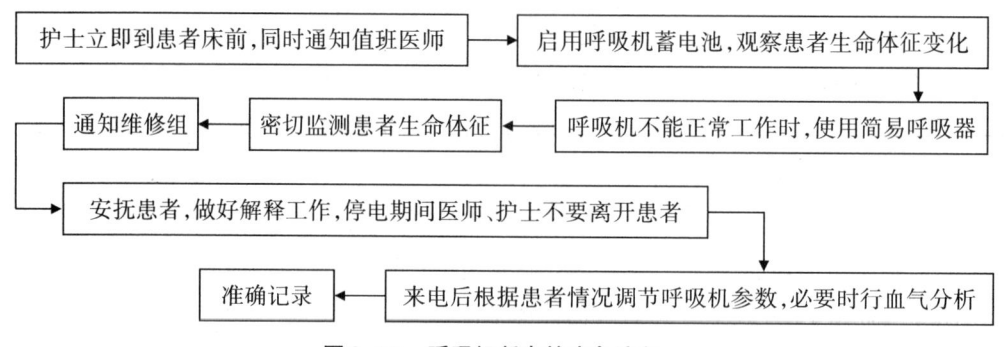

图3-50 呼吸机断电的应急流程

四十七、血滤机断电的应急预案及流程

(一)应急预案

(1)医护人员应保持镇静。

(2)消音:断电时机器的数据将保持不变,护士首先要将机器消音。

(3)人工转动血泵保证血滤患者血液的正常体外循环。

(4)及时查找原因询问并通报有关部门。

(5)如未找到停电原因应立即给予患者手动回血、手动下机,手动下机时须注意防止空气进入患者体内。手动回血方法如下。

①用机器后的手摇手工转动血泵回血,注意力高度集中,防止空气进入患者体内。

②如果静脉端不通,将静脉端从患者端脱开直接插入动脉壶前端的插口,打开盐水转动血泵回血。

(6)分析原因,提出预防措施:

①尽量不要使用与血滤治疗无关的高耗电设备。

②要求相关部门在维修电路或停电前通知。

③短时间供电恢复后的处理:血滤机恢复工作,报警解除后,应观察血滤机的工作情况、参数变化等,发现问题及时处理。

④用单独的插座以免误拔。

(二)应急流程

血滤机断电的应急流程见图3-51。

消除报警 → 保持机器数据不变 → 人工旋转血泵 → 及时查找原因,并通知医师

　　　　　　　分析原因,提出预防措施 ← 未找到停电原因,手动下机

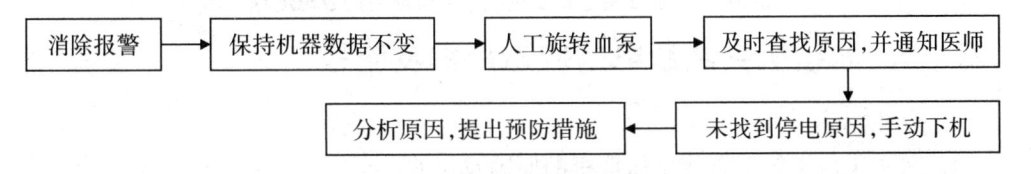

图3-51　血滤机断电的应急流程

四十八、在使用监护仪过程中突遇断电的应急预案及流程

(一)应急预案

(1)在住院患者使用监护仪过程中,如果突遇意外停电、跳闸等紧急情况时,医护人员应采取补救措施,以保证患者生命体征的监测。

(2)当发生突然断电时,应守护在患者床前,同时通知值班医师,观察患者面色、呼吸、心率、意识等情况,以便处理应急情况。

(3)对生命体征不稳定的患者,遇断电时,立即连接上带蓄电池的监护仪进行监测;对生命体征相对稳定的患者,护士适时测量心率、呼吸、血压、体温。

(4)立即与有关部门联系:首先通知电工组人员查找断电原因,必要时通知医务处、护理部、院总值班部门,迅速采取各种措施,尽快恢复供电。

(5)护理人员应遵医嘱给予患者药物治疗。

(6)来电后,根据患者情况,调整监护仪参数进行监护。及时了解患者生命特征情况,如有异常,及时报告处理。

(7)病房便携式监护仪本身有蓄电池,应定期充电,使蓄电池电量始终保持饱和状态,以保证在出现突发情况时能够正常运行。

(二)应急流程

在使用监护仪过程中突遇断电的应急流程见图3-52。

了解仪器使用情况 → 守护患者床边 → 通知医师 → 密切观察生命体征

调整监护仪参数 ← 遵医嘱用药 ← 联系相关科室，向上级领导汇报

便携式监护仪定时充电、检查，处于备用状态

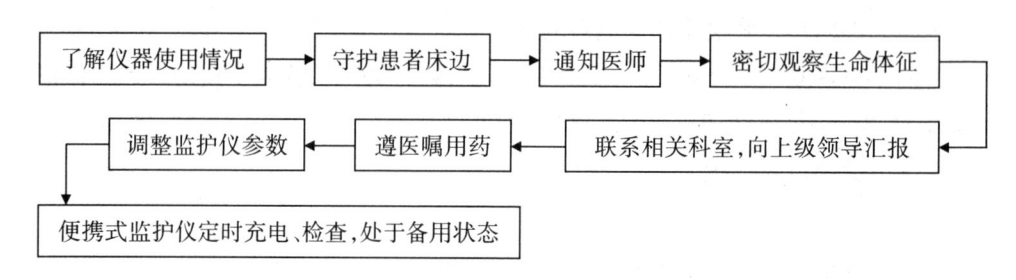

图 3-52　在使用监护仪过程中突遇断电的应急流程

四十九、冰毯机突然断电的应急预案及流程

(一)应急预案

(1)值班护士应了解患者使用冰毯机的原因及目的。

(2)护士应熟悉冰毯机的工作原理及性能。

(3)当冰毯机在使用过程中突然发生断电首先应检查电源有无脱落、连接是否紧密，给予重新连接、固定。

(4)如为电路、电闸故障，无法自行解决时，应立即通知电工组维修，同时告知值班医师及时采取其他降温措施以保证达到治疗目的。

(5)如为冰毯机故障应立即更换冰毯机，或使用冰帽、冰袋等用物继续降温，通知器械科进行维修。

(6)在冰毯机突然断电不能正常运行时，应及时取出冰毯，以免因冰毯内的水不循环致局部水温增高，降低低温治疗的效果。

(7)维修电路及冰毯机正常运行后才能继续使用，做好维修及检查登记。

(8)详细记录停电过程中的弥补措施。

(二)应急流程

冰毯机突然断电的应急流程见图 3-53。

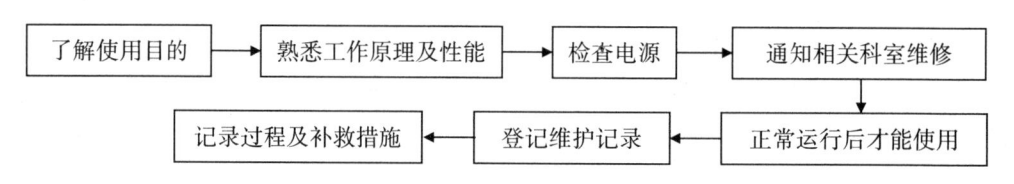

了解使用目的 → 熟悉工作原理及性能 → 检查电源 → 通知相关科室维修

记录过程及补救措施 ← 登记维护记录 ← 正常运行后才能使用

图 3-53　冰毯机突然断电的应急流程

五十、氧气桶应用的应急预案及流程

(一)应急预案

(1)氧气桶应放在阴凉处，远离火源与电器。

(2)治疗班护士每周一查氧气桶储氧量，储氧量 < 5 kg 时不得使用，及时更换新氧气桶，悬挂醒目的"空""满"标识。

(3)移动氧气桶时避免倾倒,勿撞击,以防爆炸。

(4)每次应用前要检查氧气桶是否可以使用,使用时应先调节氧流量,再插管应用;停用氧时应先拔管,再关氧气开关。

(5)应用氧气桶后将氧气阀关严以防漏气。

(6)应用时如遇特殊情况要及时与氧气组沟通。

(二)应急流程

氧气桶应用的应急流程见图3-54。

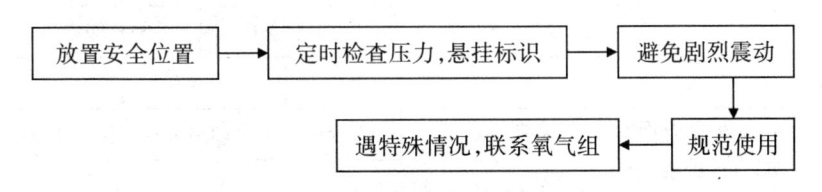

```
放置安全位置 → 定时检查压力,悬挂标识 → 避免剧烈震动
                            ↓                    ↓
              遇特殊情况,联系氧气组 ← 规范使用
```

图3-54 氧气桶应用的应急流程

五十一、医嘱核对与处理流程

(一)医嘱核对

(1)医师下达医嘱后,主班护士优先处理紧急医嘱,再按先临时、后长期的原则处理医嘱。

(2)将医嘱逐条核对,如有疑问医嘱及时与医师沟通,确认无误后核对,打印输液卡,交治疗班,治疗班对照电脑将嘱托医嘱及当天治疗写至输液卡,进行双人核对签字(治在前,主在后),治疗班备药后责任护士才可执行。

(3)检验申请由主班护士进行核对,确认无误将检验条码打印出并交责任护士。

(4)其他检查申请单由医师打出交床旁责任护士,责任护士必须见医嘱才可执行。

(5)在执行口头医嘱时,对医师下达的口头医嘱,经双人核对,准确无误后再执行,药品保留空安瓿,以确保用药安全,抢救结束后应督促医师及时开具下达的口头医嘱。

(二)处理流程

处理流程见图3-55。

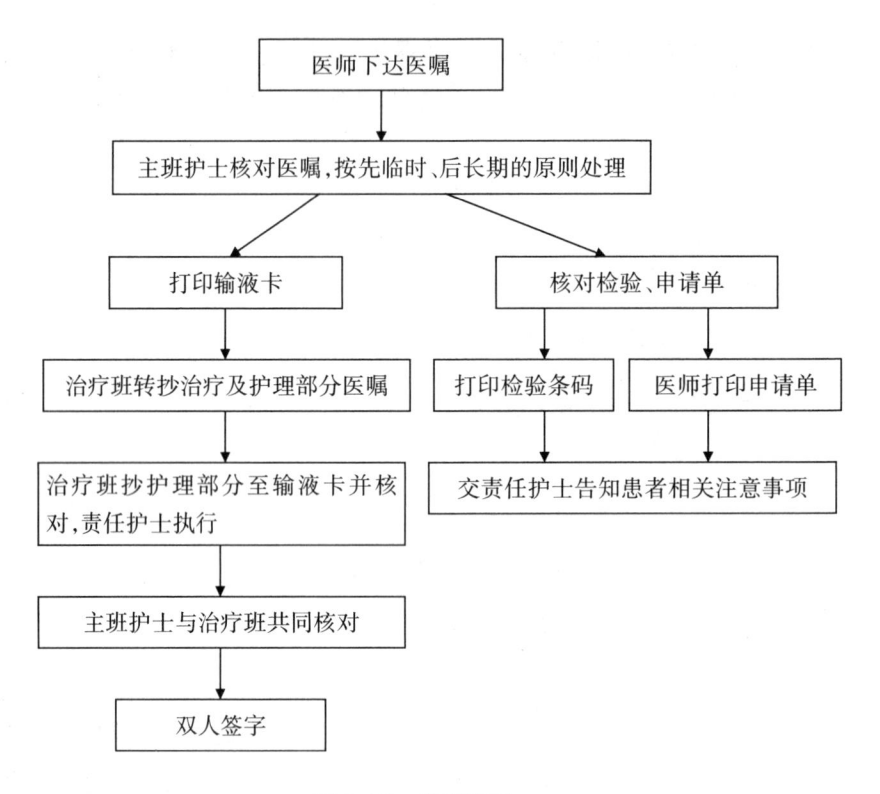

```
                    ┌──────────────┐
                    │  医师下达医嘱  │
                    └──────┬───────┘
                           ↓
        ┌─────────────────────────────────────────┐
        │ 主班护士核对医嘱,按先临时、后长期的原则处理 │
        └──────┬──────────────────────────┬───────┘
               ↓                          ↓
        ┌─────────────┐           ┌──────────────┐
        │  打印输液卡  │           │ 核对检验、申请单 │
        └──────┬──────┘           └──────┬───────┘
               ↓                  ┌──────┴──────┐
    ┌──────────────────────┐      ↓             ↓
    │治疗班转抄治疗及护理部分医嘱│  ┌─────────┐  ┌──────────┐
    └──────────┬───────────┘   │打印检验条码│  │医师打印申请单│
               ↓                └────┬────┘  └────┬─────┘
   ┌────────────────────────┐        └──────┬─────┘
   │治疗班抄护理部分至输液卡并核 │              ↓
   │对,责任护士执行          │   ┌────────────────────────┐
   └──────────┬─────────────┘   │ 交责任护士告知患者相关注意事项 │
              ↓                 └────────────────────────┘
   ┌────────────────────┐
   │主班护士与治疗班共同核对│
   └──────────┬─────────┘
              ↓
       ┌──────────┐
       │  双人签字  │
       └──────────┘
```

图3-55 处理流程

五十二、丙泊酚注射液的使用流程

丙泊酚注射液的使用流程见图3-56。

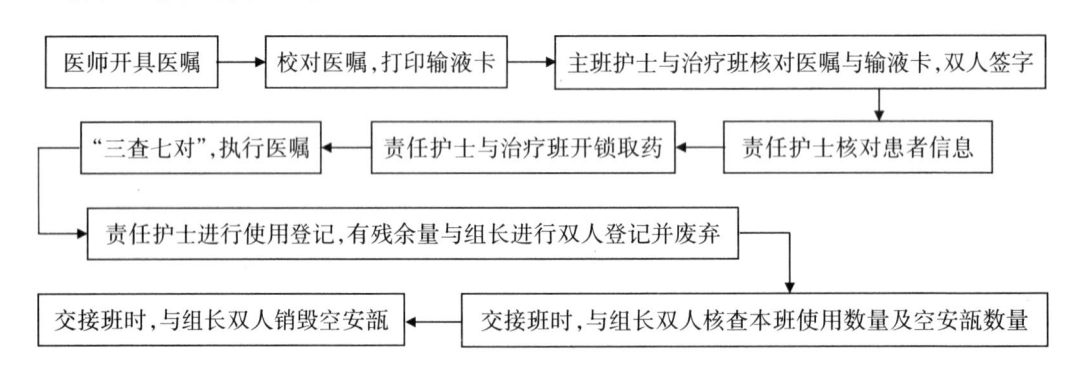

```
┌──────────┐   ┌──────────────┐   ┌──────────────────────────────┐
│医师开具医嘱│ → │校对医嘱,打印输液卡│ → │主班护士与治疗班核对医嘱与输液卡,双人签字│
└──────────┘   └──────────────┘   └──────────────┬───────────────┘
                                                   ↓
    ┌──────────────┐   ┌──────────────────┐   ┌──────────────┐
    │"三查七对",执行医嘱│ ← │责任护士与治疗班开锁取药│ ← │责任护士核对患者信息│
    └──────┬───────┘   └──────────────────┘   └──────────────┘
           ↓
    ┌────────────────────────────────────────────┐
    │责任护士进行使用登记,有残余量与组长进行双人登记并废弃│
    └────────────────────┬───────────────────────┘
                         ↓
    ┌──────────────────────┐   ┌────────────────────────────┐
    │交接班时,与组长双人销毁空安瓿│ ← │交接班时,与组长双人核查本班使用数量及空安瓿数量│
    └──────────────────────┘   └────────────────────────────┘
```

图3-56 丙泊酚注射液的使用流程

五十三、一次性医用耗材的使用流程

一次性医用耗材的使用流程见图3-57。

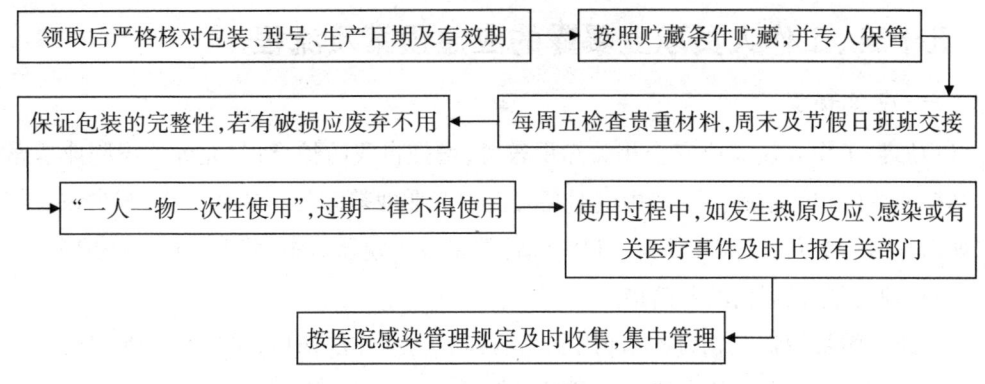

```
领取后严格核对包装、型号、生产日期及有效期 → 按照贮藏条件贮藏,并专人保管
保证包装的完整性,若有破损应废弃不用 ← 每周五检查贵重材料,周末及节假日班班交接
"一人一物一次性使用",过期一律不得使用 → 使用过程中,如发生热原反应、感染或有关医疗事件及时上报有关部门
按医院感染管理规定及时收集,集中管理
```

图 3-57　一次性医用耗材的使用流程

五十四、护理纠纷的应急预案及流程

(一)应急预案

(1)当事护士采取冷处理,通知护士长或同事来调节气氛或处理。

(2)与当事人到人少且安静的房间谈话,疏散围观人群,减少不良影响,维持正常的医疗、护理秩序,尽快恢复正常。

(3)调查事情发生的经过,收集患者、家属、当事护士及其他旁观者反映的真实情况。

(4)收集和整理各种相关的证据,如患者的病历资料、有关文字资料、证人证词、各种治疗单、所用药品、器械及其内外包装。

(5)小问题在现场及时沟通和协调,及时将处理的结果通报给患者及家属,确因护士工作不足引起的纠纷,护士长应带当事护士向患者及家属当面道歉,以取得对方的理解。

(6)协调无效,报告科主任及护理部,积极向法律顾问咨询,对纠纷的过程、性质及可能产生的法律后果做到心中有数,在法律解决时提供有力证据。

(7)记录事情经过,详细交办给接班人员,避免再引事端,尽快召开护理组会议,总结经验,防微杜渐。

(二)应急流程

护理纠纷的应急流程见图 3-58。

```
通知护士长 → 单独谈话,维持秩序 → 调查真实情况 → 收集资料
                                                    ↓
                            及时沟通、协调      协调无效,报告科主任及护理部,
                                    ↓          向法律顾问咨询,提供有力证据
                            取得对方理解                ↓
                                          记录经过,召开会议,总结经验
```

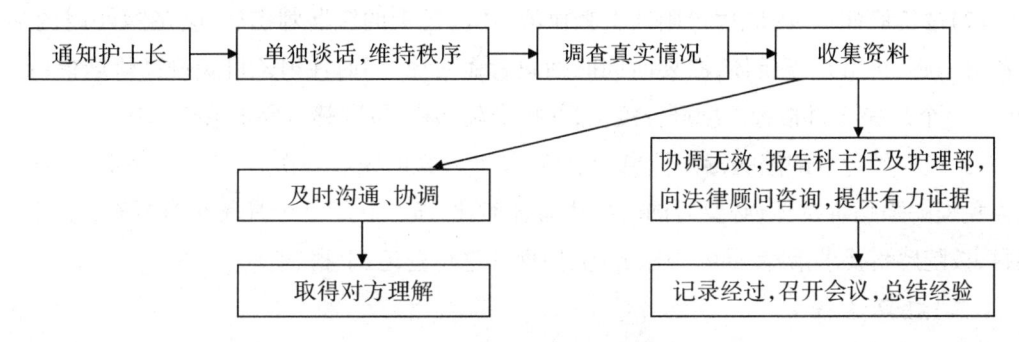

图 3-58　护理纠纷的应急流程

五十五、工作人员职业暴露的应急预案及流程

(一)应急预案

(1)加强工作人员职业安全相关知识教育,增强自我防护意识,充分认识职业暴露的危害,掌握相关的预防措施。工作中应避免可能引起职业暴露的不规范操作,减少锐器伤的发生,如用过的针头回套针帽、针头、刀片、缝针等未放入锐器盒中,剪刀未加以保护等。

(2)掌握医疗锐器伤的预防措施。

(3)如不慎被锐器刺伤,应立即用肥皂液和流动水冲洗伤口,采取相应保护措施,清创,进行严格的消毒处理,包扎伤口,做预防注射。

(4)发生职业暴露后,及时报告给医院感染管理科。抽取暴露人员血标本送检及详细登记、上报,同时定期追踪、观察。

(二)应急流程

工作人员职业暴露的应急流程见图3-59。

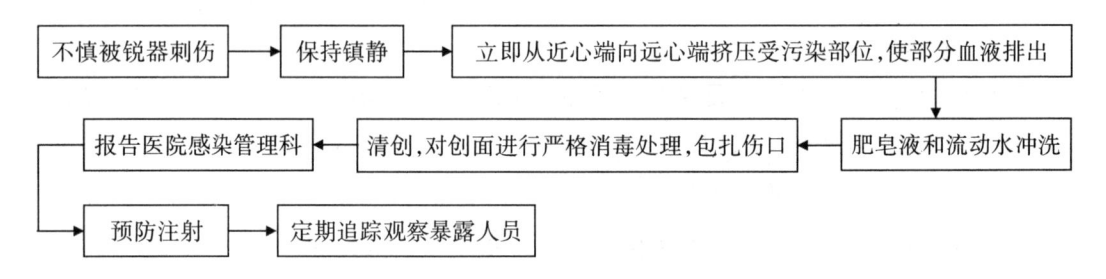

不慎被锐器刺伤 → 保持镇静 → 立即从近心端向远心端挤压受污染部位,使部分血液排出 → 肥皂液和流动水冲洗 → 清创,对创面进行严格消毒处理,包扎伤口 → 报告医院感染管理科 → 预防注射 → 定期追踪观察暴露人员

图3-59 工作人员职业暴露的应急流程

五十六、医务人员发生锐器伤时的应急预案及流程

(一)应急预案

(1)医护人员在进行医疗操作时被污染的锐器划伤刺破皮肤,应立即挤出伤口血液,让伤口流血畅通,然后用肥皂水和清水冲洗,再用碘伏或酒精消毒,必要时去外科进行伤口处理,并进行血源性传播疾病的检查和随访。

(2)被乙肝病毒、丙肝病毒阳性患者血液、体液污染的锐器刺伤后,应在24小时内抽血查乙肝病毒、丙肝病毒抗体,必要时同时抽患者血对比,同时注射乙肝免疫高价球蛋白,按1个月、3个月、6个月接种乙型肝炎疫苗,并报告院感科、按院感科要求治疗、追踪。

(3)被人类免疫缺陷病毒阳性患者血液、体液污染的锐器刺伤后,应在24小时内抽血查人类免疫缺陷病毒抗体,必要时同时抽患者血对比,按1个月、3个月、6个月复查,并报告院感科,按院感科要求治疗,同时报医务部、护理部进行登记、上报、追踪。

(二)应急流程

医务人员发生锐器伤时的应急流程见图3-60。

医护人员发生锐器伤 → 立即挤出伤口血液 → 流动水反复冲洗 → 消毒 → 伤口处理 → 抽血检查 → 注射乙肝免疫高价球蛋白 → 上报院感科（护士扎伤后护理部登记、上报、追踪）

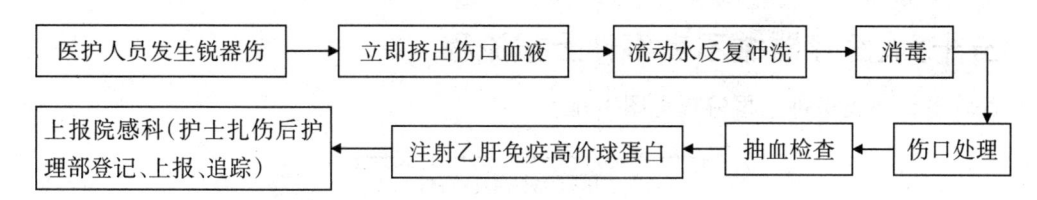

图3-60　医务人员发生锐器伤时的应急流程

五十七、人力资源调配的应急预案

（1）建立护理人力应急调配小组，确保在特殊情况下能够迅速调配护理人员。

（2）制订明确的报告程序，确保在遇到紧急情况时，护理人员能够及时报告并得到迅速响应。

（3）建立弹性排班制，以应对可能的紧急事件或工作量的变化。

（4）确保所有护理人员24小时保持通信畅通，并离开本市时提前告知护士长。

（5）根据护理部的具体要求，决定抽调的具体护士，并确保被抽调的护士能够迅速到达指定地点。

（6）确保科室护士在紧急状态下无条件服从调配，并确保通信畅通。

（7）建立机动班制度，确保在紧急情况下能够迅速响应。

五十八、紧急封存患者病历时的应急预案及流程

（一）应急预案

（1）当出现纠纷和医疗争议，患者及家属要求封存病历时，病房要保管好病历并通知总值班。

（2）及时、准确将患者病情变化、治疗、护理情况进行记录，如为抢救患者，病历应在抢救结束后6小时内据实补齐。

（3）在值班人员与患者或亲属共同在场的情况下封存患者病历。

（二）应急流程

紧急封存患者病历时的应急流程见图3-61。

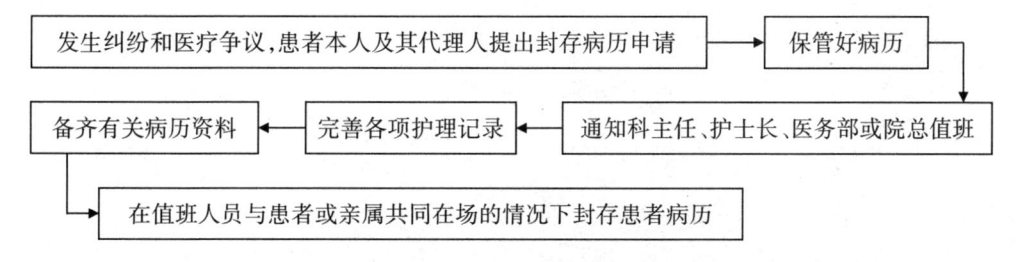

发生纠纷和医疗争议，患者本人及其代理人提出封存病历申请 → 保管好病历 → 通知科主任、护士长、医务部或院总值班 → 完善各项护理记录 → 备齐有关病历资料 → 在值班人员与患者或亲属共同在场的情况下封存患者病历

图3-61　紧急封存患者病历时的应急流程

五十九、医疗器械不良事件上报流程

医疗器械不良事件上报流程见图3-62。

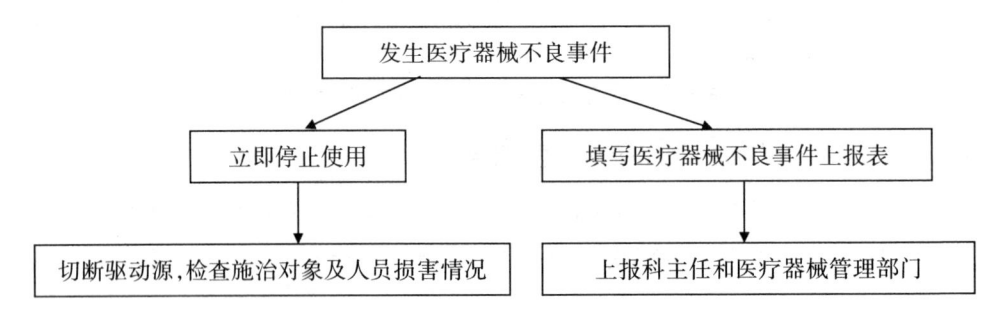

```
         发生医疗器械不良事件
           ↓            ↓
      立即停止使用    填写医疗器械不良事件上报表
           ↓            ↓
  切断驱动源,检查施治   上报科主任和医疗器械管理部门
  对象及人员损害情况
```

图3-62　医疗器械不良事件上报流程

注：

（1）登录方式：医院的内网电脑可以通过浏览器（建议IE8以上或其他浏览器）在地址栏输入医院内网进入系统。用户名为工号，密码默认为1，进入可修改。

（2）上报方式：

方式一：登录后进入首页，在首页左侧点击【填写报告】，弹出"报告选择"对话框，选择需填报的报告类型，点击【确定】即可。

方式二：登录后进入首页，右侧显示14个不同的事件类型模块，点击选择需填报的事件类型，页面跳转后，点击新页面中的【填写报告】即可。

（3）报告内容填写：根据事件情况填写各项内容，填写完成后点击【提交】即可。

①带红色星号*的项目为必填项。

②【事件发生部门】决定此份报告将会显示给选定部门，应认真填写。可以点击旁边的查询按钮进行部门选择，也可以直接输入科室简称，然后必须点击弹出的匹配科室，手动输入无效。

参 考 文 献

[1] 黄菊艳,齐晓霞.临床护理常规[M].北京:中国医药科技出版社,2016.

[2] 叶政君,雷光锋,谈菊华,等.临床护理常规[M].北京:科学技术文献出版社,2014.

[3] 景彩娥.护士工作指南[M].乌鲁木齐:新疆人民卫生出版社,2012.

[4] 蒋红,高秋韵.临床护理常规[M].上海:复旦大学出版社,2010.

[5] 吴欣娟,李庆印.临床护理常规:2019年版[M].北京:中国医药科技出版社,2020.

[6] 王丽华,李庆印.ICU专科护士资格认证培训教程[M].北京:人民军医出版社,2011.

[7] 方敏,郑翔,冯晓敏.ICU护士工作指南[M].西安:第四军医大学出版社,2012.

[8] 王欣然,孙红,李春燕.重症医学科护士规范操作指南:第2版[M].北京:中国医药科技出版社,2020.

[9] 李庆印,陈永强.重症专科护理[M].北京:人民卫生出版社,2018.

[10] 李葆华,童素梅.重症监护临床专科护理操作技术[M].北京:北京大学医学出版社,2023.

附录　重症医学科建设与管理指南

卫医政发〔2009〕23号

第一章　总　则

第一条　为加强对医疗机构重症医学科的建设和管理，保证医疗服务质量，提高医疗技术水平，合理使用医疗资源，根据《执业医师法》《医疗机构管理条例》和《护士条例》等有关法律法规，制定本指南。

第二条　医院的重症医学科参照本指南建设和管理。

第三条　重症医学科负责对危重患者及时提供全面、系统、持续、严密的监护和救治。

第四条　重症医学科以综合性重症患者救治为重点，独立设置，床位向全院开放。

第五条　各级卫生行政部门应加强对医院重症医学科的指导和检查；医院应加强对重症医学科的规范化建设和管理，落实其功能任务，保持患者转入转出重症医学科的通道畅通，保证医疗质量和安全，维护医患双方合法权益。

第二章　基本条件

第六条　重症医学科应具备与其功能和任务相适应的场所、设备、设施和人员条件。

第七条　重症医学科必须配备足够数量、受过专门训练、掌握重症医学的基本理念、基础知识和基本操作技术，具备独立工作能力的医护人员。其中医师人数与床位数之比应为0.8∶1以上，护士人数与床位数之比应为3∶1以上；可以根据需要配备适当数量的医疗辅助人员，有条件的医院还可配备相关的设备技术与维修人员。

第八条　重症医学科至少应配备一名具有副高以上专业技术职务任职资格的医师担任主任，全面负责医疗护理工作和质量建设。

重症医学科的护士长应当具有中级以上专业技术职务任职资格，在重症监护领域工作3年以上，具备一定管理能力。

第九条　重症医学科必须配置必要的监测和治疗设备，以保证危重症患者的救治需要。

第十条　医院相关科室应具备足够的技术支持能力，能随时为重症医学科提供床旁B超、血液净化仪、X线摄片等影像学，以及生化和细菌学等实验室检查。

第十一条　重症医学科病床数量应符合医院功能任务和实际收治重症患者的需要，三级综合医院重症医学科床位数为医院病床总数的2%~8%，床位使用率以75%为宜，全年床位使用率平均超过85%时,应该适度扩大规模。重症医学科每天至少应保留1张空床以备应急使用。

第十二条　重症医学科每床使用面积不少于15平方米,床间距大于1米;每个病房最少配备一个单间病房,使用面积不少于18平方米,用于收治隔离病人。

第十三条　重症医学科位于方便患者转运、检查和治疗的区域,并宜接近手术室、医学影像学科、检验科和输血科(血库)等。

第三章　质量管理

第十四条　重症医学科应当建立健全各项规章制度、岗位职责和相关技术规范、操作规程,并严格遵守执行,保证医疗服务质量。

第十五条　重症医学科应当加强质量控制和管理,指定专(兼)职人员负责医疗质量和安全管理。

医院应加强对重症医学科的医疗质量管理与评价,医疗、护理、医院感染等管理部门应履行日常监管职能。

第十六条　重症医学科收治以下患者:

(一)急性、可逆、已经危及生命的器官或者系统功能衰竭,经过严密监护和加强治疗短期内可能得到恢复的患者。

(二)存在各种高危因素,具有潜在生命危险,经过严密的监护和有效治疗可能减少死亡风险的患者。

(三)在慢性器官或者系统功能不全的基础上,出现急性加重且危及生命,经过严密监护和治疗可能恢复到原来或接近原来状态的患者。

(四)其他适合在重症医学科进行监护和治疗的患者。

慢性消耗性疾病及肿瘤的终末状态、不可逆性疾病和不能从加强监测治疗中获得益处的患者,一般不是重症医学科的收治范围。

第十七条　下列病理状态的患者应当转出重症医学科:

(一)急性器官或系统功能衰竭已基本纠正,需要其他专科进一步诊断治疗;

(二)病情转入慢性状态;

(三)病人不能从继续加强监护治疗中获益。

第十八条　重症医学科的患者由重症医学科医师负责管理,患者病情治疗需要时,其他专科医师应及时提供会诊。

第十九条　医院应采取措施保证重症医学科医师和护士具备适宜的技术操作能力,并定期进行评估。

第二十条　对入住重症医学科的患者应进行疾病严重度评估,为评价重症医学科资源使用的适宜性与诊疗质量提供依据。

第二十一条 医院应建立和完善重症医学科信息管理系统,保证重症医学科及时获得医技科室检查结果,以及质量管理与医院感染监控的信息。

第二十二条 重症医学科的药品、一次性医用耗材的管理和使用应当有规范、有记录。

第二十三条 重症医学科的仪器和设备必须保持随时启用状态,定期进行质量控制,由专人负责维护和消毒,抢救物品有固定的存放地点。

第四章 医院感染管理

第二十四条 重症医学科要加强医院感染管理,严格执行手卫生规范及对特殊感染患者的隔离。严格执行预防、控制呼吸机相关性肺炎、血管内导管所致血行感染、留置导尿管所致感染的各项措施,加强耐药菌感染管理,对感染及其高危因素施行监控。

第二十五条 重症医学科的整体布局应该使放置病床的医疗区域、医疗辅助用房区域、污物处理区域和医务人员生活辅助用房区域等有相对的独立性,以减少彼此之间的干扰和控制医院感染。

第二十六条 重症医学科应具备良好的通风、采光条件。医疗区域内的温度应维持在(24 ± 1.5)℃左右。具备足够的非接触性洗手设施和手部消毒装置,单间每床1套,开放式病床至少每2床1套。

第二十七条 对感染患者应当依据其传染途径实施相应的隔离措施,对经空气感染的患者应当安置负压病房进行隔离治疗。

第二十八条 重症医学科要有合理的包括人员流动和物流在内的医疗流向,有条件的医院可以设置不同的进出通道。

第二十九条 重症医学科应当严格限制非医务人员的探访;确需探访的,应穿隔离衣,并遵循有关医院感染预防控制的规定。

第三十条 重症医学科的建筑应该满足提供医护人员便利的观察条件和在必要时尽快接触病人的通道。装饰必须遵循不产尘、不积尘、耐腐蚀、防潮防霉、防静电、容易清洁和符合防火要求的原则。

第五章 监督管理

第三十一条 省级卫生行政部门可以设置省级重症医学科质量控制中心或者其他有关组织对辖区内医疗机构的重症医学科进行质量评估与检查指导。

第三十二条 医疗机构应当配合卫生行政部门及其委托的重症医学质量控制中心或者其他组织开展对重症医学科的检查和指导,不得拒绝和阻挠,不得提供虚假材料。

第六章 附则

第三十三条 设在医疗机构相关科室内开展本科重症患者治疗的科室和病房参照本指南管理。

第三十四条 本指南由卫生部负责解释。

附件：1. 重症医学科医护人员基本技能要求
　　　2. 重症医学科基本设备

附件1　重症医学科医护人员基本技能要求

一、医师

(一)经过严格的专业理论和技术培训并考核合格。

(二)掌握重症患者重要器官、系统功能监测和支持的理论与技能,要对脏器功能及生命的异常信息具有足够的快速反应能力:休克、呼吸功能衰竭、心功能不全、严重心律失常、急性肾功能不全、中枢神经系统功能障碍、严重肝功能障碍、胃肠功能障碍与消化道大出血、急性凝血功能障碍、严重内分泌与代谢紊乱、水电解质与酸碱平衡紊乱、肠内与肠外营养支持、镇静与镇痛、严重感染、多器官功能障碍综合症、免疫功能紊乱。要掌握复苏和疾病危重程度的评估方法。

(三)除掌握临床科室常用诊疗技术外,应具备独立完成以下监测与支持技术的能力:心肺复苏术、颅内压监测技术、人工气道建立与管理、机械通气技术、深静脉及动脉置管技术、血流动力学监测技术、持续血液净化、纤维支气管镜等技术。

二、护士

(一)经过严格的专业理论和技术培训并考核合格。

(二)掌握重症监护的专业技术:输液泵的临床应用和护理,外科各类导管的护理,给氧治疗、气道管理和人工呼吸机监护技术,循环系统血液动力学监测,心电监测及除颤技术,血液净化技术,水、电解质及酸碱平衡监测技术,胸部物理治疗技术,重症患者营养支持技术,危重症患者抢救配合技术等。

(三)除掌握重症监护的专业技术外,应具备以下能力:各系统疾病重症患者的护理、重症医学科的医院感染预防与控制、重症患者的疼痛管理、重症监护的心理护理等。

附件2　重症医学科基本设备

一、每床配备完善的功能设备带或功能架,提供电、氧气、压缩空气和负压吸引等功能支持。每张监护病床装配电源插座12个以上,氧气接口2个以上,压缩空气接口2个和负压吸引接口2个以上。医疗用电和生活照明用电线路分开。每个床位的电源应该是独立的反馈电路供应。重症医学科应有备用的不间断电力系统(UPS)和漏电保护装置;每个电路插座都应在主面板上有独立的电路短路器。

二、应配备适合的病床,配备防褥疮床垫。

三、每床配备床旁监护系统,进行心电、血压、脉搏血氧饱和度、有创压力监测等基本生命体征监护。为便于安全转运患者,每个重症加强治疗单元至少配备1台便携式监护仪。

四、三级综合医院的重症医学科原则上应该每床配备1台呼吸机,二级综合医院的重症医学科可根据实际需要配备适当数量的呼吸机。每床配备简易呼吸器(复苏呼吸气囊)。为便于安全转运患者,每个重症加强治疗单元至少应有1台便携式呼吸机。

五、每床均应配备输液泵和微量注射泵,其中微量注射泵原则上每床4台以上。另配备一定数量的肠内营养输注泵。

六、其他必配设备:心电图机、血气分析仪、除颤仪、心肺复苏抢救装备车(车上备有喉镜、气管导管、各种管道接头、急救药品以及其他抢救用具等)、纤维支气管镜、升降温设备等。三级医院必须配置血液净化装置、血流动力学与氧代谢监测设备。

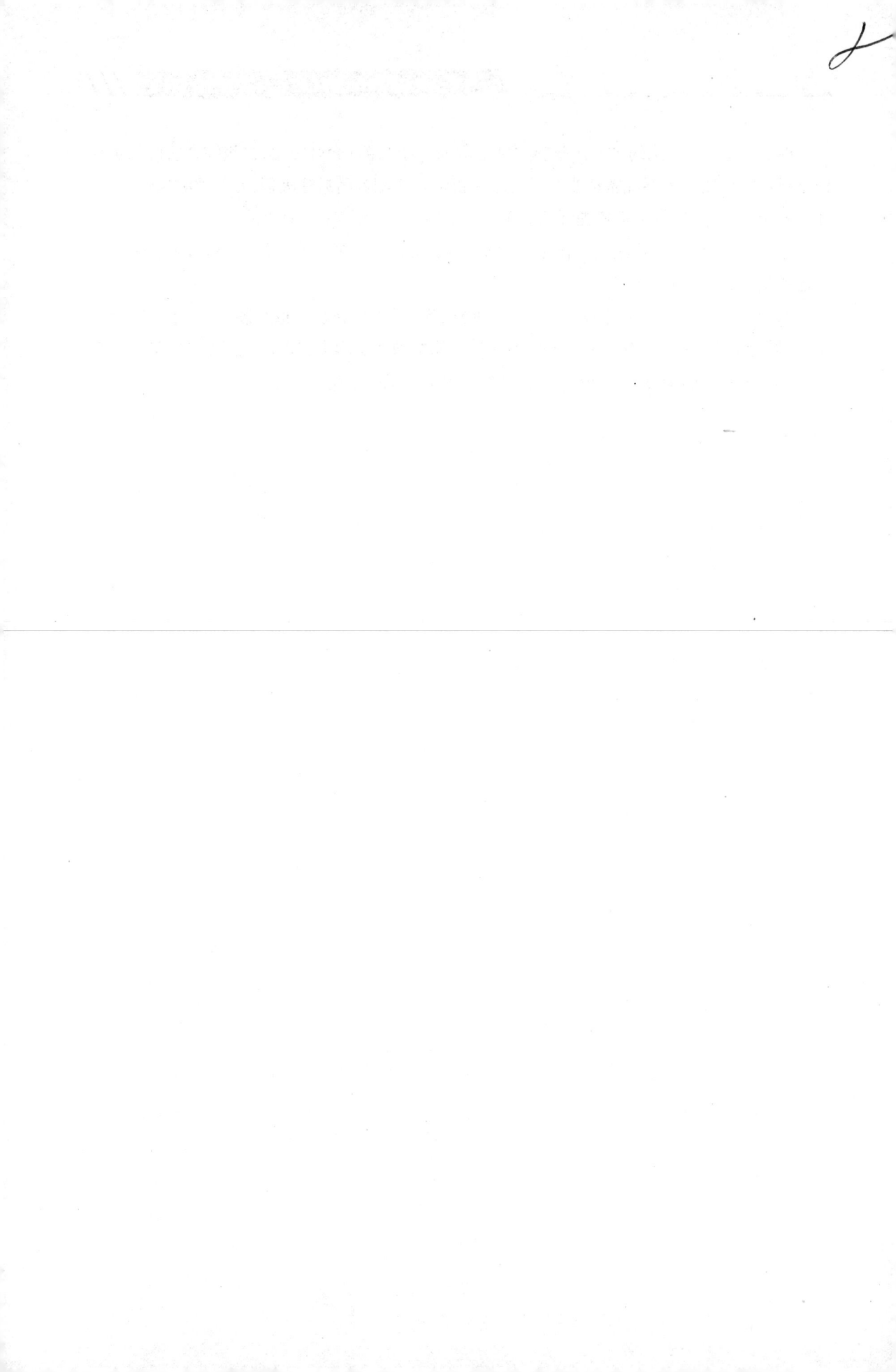